YOGA POUR TOUS

YOGA
pour futures mamans

JACQUES CHOQUE

Albin Michel

Cet ouvrage
réalisé sur une maquette
de Didier Thimonier et Isabelle Fritsch
a été composé par Charente-Photogravure à Angoulême
et imprimé en janvier 1988
sur les presses de Pollina a Luçon
pour les éditions Albin Michel

Numéro d'édition : 9951
Numéro d'impression : 9780
Dépôt légal : février 1988

ISBN 2-226-03105-7

Imprimé en France

Remerciements à :

— Gilles Lebaron, président de notre école, qui m'a aidé à réaliser le travail photographique ;

— ma femme Stella et Annie Lamour, qui ont eu la gentillesse de servir de modèles ;

— tous mes anciens professeurs qui m'ont donné le goût du Yoga et les moyens de continuer cette merveilleuse discipline ;

— mes élèves, que je rencontre à chaque cours avec beaucoup de joie et grâce auxquels je progresse sans cesse ;

— M. Marcel Jouart qui a eu la gentillesse et la patience de tirer chaque photo une à une, à la façon artisanale, dans son studio de photos d'art, 6, rue du Général-Leclerc à Livarot (Calvados);

— ma mère, pour son travail de dactylographie.

PRÉFACE

« ... Re-union... » Union à retrouver et néanmoins jamais perdue entre la Mère, l'Enfant et le Cosmos. Tel est le but de ce livre, *Yoga pour futures mamans*, que Jacques Choque nous présente. Technicien averti en la matière, il n'a garde de perdre le sens pratique en son art et y revient constamment.

« Attention » à pratiquer, à développer, ô combien, à re-trouver dans notre vie trépidante moderne.

« Attention », très différente du terme employé en langage courant ; « attention » au sens des maîtres Zen, c'est-à-dire qui ne choisit ni éloge, ni châtiment, ni contradiction, ni attente, car elle est tout entière libre et consacrée au surgissement même de « l'Instant Présent ».

« Attention » que chacun de nous peut porter à l'acte le plus « banal » de la vie courante et à plus forte raison dans l'exercice qui lui est proposé pour cette « re-union » et donc ce Yoga.

Apprendre à se connaître : hygiène, alimentation, respiration. Apprendre à retrouver les fonctions normales physiques et physiologiques, alors que la grossesse s'accompagne de multiples transformations qui peuvent engendrer des troubles divers si on laisse les choses suivre leur cours sans y prêter cette fameuse « attention vigilante ».

L'exercice du Yoga y remédiera et fera retrouver l'équilibre souhaité.

Jacques Choque, à juste titre, met l'accent sur les précautions à prendre et les contre-indications spécifiques qui peuvent exister : femmes hypertendues ou victimes de perturbations systémiques ou endocriniennes. La postulante demandera à son médecin s'il n'existe pas, dans son cas particulier, de réserve à faire. La surveillance du gynécologue ou du radiologue doit rester le premier des impératifs.

L'ouvrage est développé en indications temporelles : de la conception à trois mois, de trois à six mois et de six mois à l'accouchement.

Nous avons apprécié les chapitres ayant trait à :

1) la construction de sa propre séance, gardant peut-être une réserve dans l'indication de certaines postures (par exemple la chandelle, cette dernière agissant fortement sur la thyroïde) ; les indications en seront pesées avec soin ;

2) la respiration abdominale, costale, le Pranayama (dont le rythme Samana 1-1/2, 2-1/2 est un de ceux qui présente le moins de risque) ;

3) la relaxation et, au-delà, la méditation.

Un chapitre particulièrement bien venu est celui des relations avec les pratiques modernes : accouchement sans douleur, hypnose, acupuncture, sophrologie.

L'auteur ne se départit jamais de son extrême prudence et nous l'en félicitons ; il est le premier à demander à ses lectrices de consulter leur médecin et leur accoucheur avant toute mise en œuvre de la pratique.

L'adepte se souviendra qu'aucun exercice ne doit être fait en force et que le Yoga est une école d'équilibre, de patience, de prudence et de décontraction corporelle et mentale. Une séance qui n'apporterait pas une « sensation d'être bien dans son corps » est immanquablement une séance qui n'apportera pas d'effets bénéfiques.

Là, plus que dans toute autre voie, il ne s'agit pas de brûler les étapes. Il est impératif de se faire guider par un professeur ou un maître et de ne pas s'essayer seule à la pratique de cette délicate discipline.

Toute manipulation de l'Énergie demande un apprentissage et une technique car les effets sont extrêmement puissants et pourraient être plus dangereux que bénéfiques si cette « arme » était mal employée.

Docteur M. Flament
Médecin acupuncteur-homéopathe

AVERTISSEMENT

Cette étude, *Yoga pour futures mamans*, est le fruit d'une réflexion pratique sur le Yoga, son enseignement, et la façon la plus harmonieuse de faire partager cette merveilleuse discipline.

Le Yoga, quand on le considère comme un moyen, un outil et non comme un but en soi, doit pouvoir apporter une réponse précise et particulière à des besoins spécifiques. C'est pourquoi la création de groupes particuliers (futures mamans, enfants, handicapés...) et de niveaux d'enseignement (débutants, non-débutants, élèves-professeurs...) facilite la pratique, la transmission, l'initiation, le perfectionnement.

Dans un premier temps, on adaptera le Yoga en fonction du groupe à qui l'on s'adressera, mais dans un second temps, c'est le pratiquant qui devra persévérer, s'autodiscipliner, pour répondre à son tour aux exigences du Yoga (qui ne sera plus alors un outil pour un «savoir-faire», mais une façon de «savoir être»).

Nous donnons dans cette étude le résultat d'observations, des conseils issus d'une pratique, un enseignement construit dans le concret : ce n'est pas une théorie dont il faudrait vérifier les applications, mais c'est une réalité rencontrée à chaque séance de Yoga, un vécu quotidien.

Ce qui importe avant tout, c'est que le voyageur (qui est en chacun de nous) découvre sa voie : voie spirituelle, religieuse, philosophique, voie de la Paix et de l'Unité.

C'est à chacun et chacune de trouver quelle est la pratique lui convenant le mieux pour pouvoir pleinement se réaliser.

INTRODUCTION

Nous partirons de la constatation suivante, évidente, mais qu'il est bon de rappeler : une femme enceinte va voir sa vie, si ce n'est bouleversée, tout au moins fortement changée. Pour faire face à ce changement dans les meilleures conditions, de nombreuses méthodes, conseils, vont lui être proposés. Une attention particulière devra être accordée à la fois au plan psychologique et au plan physiologique. Le Yoga, système « psychosomatique », dit-on de nos jours, vieux de plusieurs millénaires, peut répondre à certains besoins tant de la future maman que... du futur papa !

APPROCHE DU YOGA

Quand, en Occident, on parle du Yoga, on pense surtout au Hatha-yoga. Vu de l'extérieur, il fait penser à une sorte de gymnastique respiratoire pratiquée dans l'immobilité et le silence ; certains n'y voient même qu'une espèce de contorsion ou d'acrobatie : les trop fameuses postures du lotus et sur la tête ; on peut même prendre la posture sur la tête en... lotus... alors, les pauvres femmes enceintes, que vont-elles devenir si elles « font » du Yoga ! Mais, vécu, donc senti de l'intérieur, le Yoga est tout autre chose. Il s'appuie sur le principe fondamental que le corps et le mental ne font (ne devraient faire) qu'un. Cette discipline que l'être humain va s'imposer, va lui permettre un réel épanouissement et surtout d'acquérir une attitude calme et sereine face à toutes les circonstances de la vie. Comprenons-nous bien : il n'y a pas de miracle en Yoga ; cette autodiscipline, même si elle doit être abordée dans l'aisance, nécessite tout de même des efforts. La femme enceinte, seule avec elle-même, va vivre la plus magnifique et mystérieuse aventure humaine : la naissance d'un nouvel être ; mais pour elle, ce sera aussi une naissance, et mieux se connaître est un des objectifs du Yoga. Sa pratique va lui permettre de mieux s'observer et petit à petit, contrôlant et approfondissant sa respiration, elle pourra mieux contrôler ses émotions, agir sur son système nerveux, obtenir un corps plus souple, mais aussi plus résistant, entraînant ainsi un meilleur équilibre, un dynamisme et une joie... sans objet.

La connaissance de soi passe par le savoir anatomique, avec, en plus, en Yoga, la conscience. Cette conscience qu'elle va pouvoir diriger dans les régions les plus intimes de son corps ; donc, pour aussi mieux sentir, dialoguer avec l'être à venir, mais déjà très présent. Des expériences cliniques récentes ont montré combien le fœtus était réceptif à la voix, à son intonation, aux émotions de la mère, sans compter, bien entendu, à son alimentation. En fait, la façon d'être de la mère, d'agir, a des répercussions, modifiant la vie intra-utérine. Par la pratique du Yoga, cette prise de conscience est très aiguë. Conscience de son unité, réponse à certains besoins, un corps et un mental mieux préparés, voilà ce que peut apporter la pratique du Yoga.

LES BESOINS DE LA FEMME ENCEINTE

L'anxiété est là, qui guette, dès que l'événement est connu. Des petites peurs s'installent : les trois premiers mois critiques, la naissance à préparer. « Comment vais-je me transformer? Vais-je tenir le coup, surtout avec mon travail et avec les fortes chaleurs qui arrivent... » etc. Il s'agit donc de gommer, d'effacer ces peurs.

Il faut aussi faire face à un fonctionnement organique perturbé : constipation, mauvaise circulation sanguine, digestion parfois difficile. La future naissance demande au corps un travail d'assouplissement et de musculation.

Il faut parer à un certain inconfort physique dû au poids du ventre qui tire sur la colonne vertébrale.

Il faut allonger, contrôler la respiration et en même temps apprendre à se relaxer pour lutter contre la fatigue, la nervosité.

Il faut faire face aux actes de la vie quotidienne et professionnelle.

Enfin, il existe un besoin de communication entre la mère, l'enfant et le père, besoin même de communier.

Nous verrons comment le Yoga (qui dérive de la racine *yug*, union) peut répondre à ces besoins particuliers pendant la maternité.

DÉBUTANTE OU PRATIQUANTE CONFIRMÉE

L'adepte de Yoga suffisamment bien entraînée peut suivre en période de maternité n'importe quel cours de Yoga, puisqu'elle est capable d'éliminer ce qui ne lui convient pas et de ne vivre (surtout pour les postures) que ce qui lui est profitable, ce qui peut l'aider.

Quant à la débutante, elle a besoin d'être guidée, conseillée. Une position corporelle qui peut lui convenir sur le moment pourra cependant entraîner par la suite certains inconvénients. Il n'y a pas lieu de considérer le Yoga comme une thérapeutique, mais à chaque cas particulier correspondent obligatoirement des besoins particuliers. D'autant plus que, bien sûr, la non-débutante peut choisir entre un cours « normal » et une séance pour femmes enceintes ; mais qu'est-ce qu'un cours normal? Si l'on observe les gens autour de nous, on constate que très peu de personnes ont une respiration complète, longue, lente et profonde, que très peu de gens peuvent aborder les postures du Yoga classique et les techniques de concentration. Dans un premier temps c'est l'état d'esprit du Yoga, la façon de travailler spécifique au Yoga qui vont se retrouver dans les exercices et les positions corporelles proposées. Honnêtement, au début, pour la plupart des Occidentaux, il s'agit plus d'une espèce de gymnastique respiratoire, d'exercices simples de prise de conscience qui vont, petit à petit, amener la pratiquante à entrer dans la discipline du Yoga. Le Yoga serait-il alors trop difficile pour les Occidentaux? Non, bien sûr, sinon il ne connaîtrait pas le succès qu'il a à l'heure actuelle, mais notre mode de vie, notre pratique corporelle pendant la scolarité, font que nous ne sommes pas amenés progressivement, habitués, aux différents éléments qui apportent au Yoga toute son originalité, comparé à d'autres techniques corporelles ou moyens divers d'épanouissement personnel. Intériorisation, dialogue tendre avec ses difficultés corporelles, conscience-énergie, amplitude respiratoire, relaxation, idées positives : ces mots recouvrent-ils une réalité de la vie quotidienne pour la plupart de nos compatriotes ? Par contre, quand arrive la période de maternité, la femme sait ce que « écouter » veut dire et elle sent qu'elle a un grand besoin de calme et de détente. Le Yoga répond à ce besoin et va montrer à la débutante qu'elle peut travailler corporellement sans danger, sans brutalité et cela malgré sa gêne physique. Des mouvements simples, des positions faciles et aisées, une douceur dans la pratique qui devra être progressive, vont amener la femme enceinte à oser bouger et ses rapides progrès vont lui permettre de ne pas être « esclave » des modifications passagères de son être.

La façon d'aborder la séance sera donc différente s'il s'agit d'une débutante ou d'une non-débutante et une personne qui pratique depuis longtemps, qui n'a pas de problème de santé, pourra continuer jusqu'au bout et suivra les cours d'une façon presque normale ; presque, car elle devra adapter certaines postures (chandelle et posture de relaxation pour ne citer que deux cas) à sa nouvelle condition. Mais alors pourquoi un Yoga spécifique pour femmes enceintes ? Nous pensons qu'il n'y a pas de Yoga pour tel ou tel groupe mais qu'à des besoins précis, spécifiques, on offre les réponses les mieux adaptées en puisant dans le langage très riche du Yoga, pour plus d'efficacité dans la pratique.

À DES BESOINS PRÉCIS, DES RÉPONSES ADAPTÉES

La situation particulière de la femme qui est enceinte fait que l'on peut concevoir d'organiser des séances axées sur ses besoins, qui aplanissent ses difficultés du moment, et qui peuvent alors se présenter comme une véritable préparation à la grossesse et à l'accouchement. (Nous reparlerons de cette préparation dans le chapitre intitulé « Le Yoga et les institutions ».) Une séance de Yoga, présentée avec des postures et des exercices qui lui sont particulièrement indiqués, va profiter davantage à une non-débutante et va satisfaire tout de suite la débutante puisqu'elle sentira une réponse immédiate et pratique à ses besoins. Plus encore, certaines femmes enceintes ne peuvent exprimer certaines demandes qu'elles sentent en elles-mêmes ou qui n'ont pas émergé de leur inconscient. Le Yoga, touchant l'individu dans sa profondeur, va pouvoir satisfaire des demandes non formulées : de petites choses qui ne peuvent s'exprimer par le verbe, des sensations trop subtiles pour qu'on soit capable de les traduire avec des mots, une perception de son être trop intime pour la verbaliser, un dialogue avec « l'être du dedans » d'autant plus riche s'il passe « de mon cœur à ton cœur » ou, pour reprendre une expression zen, « de mon âme à ton âme ». On peut dire que le Yoga est « l'art de s'exprimer dans un silence éloquent » et que la communication non verbale avec l'autre, avec les autres, en sera d'autant plus facilitée que la pratique sera intense et régulière.

Une technique adaptée, un mode de communication particulier, une réponse à des besoins précis, voilà ce que peuvent apporter des séances de Yoga pour futures mamans. Mais une autre dimension intervient pour donner encore plus de valeur à l'organisation de séances de Yoga spécifiques.

LA JOIE DE SE RENCONTRER

Peut-être allons-nous choquer quelques personnes en disant qu'il est faux d'affirmer que la femme enceinte est une femme comme une autre. Nous ne voulons pas classer les individus dans des petits casiers sur lesquels sont collées des étiquettes : handicapés, troisième âge, enfants..., car nous pensons que chaque individu est unique mais, comme nous l'avons déjà dit, à chaque cas correspondent des besoins et des réponses particulières et bien adaptées. Ce point de vue entraîne un respect de l'autre dans ce qu'il ou elle a de différent et non, comme c'est souvent le cas, une tolérance, une sympathie parce qu'il ou elle nous ressemble. A moins que nous voulions développer notre tendance narcissique en cherchant chez l'autre notre propre reflet ? N'est-ce pas cette volonté d'autosatisfaction qui crée le conflit ? « Puisque tu n'es pas comme moi, je veux, j'ordonne, je vais tout faire pour que tu le deviennes ! »

Mais, et ce « mais » va balayer tout ce qui vient d'être écrit, quel plaisir d'être ensemble ! Et n'est-ce pas remarquable que la communication devienne tellement facile entre deux femmes enceintes, qui, dans d'autres conditions, n'auraient pas osé se regarder ou échanger un sourire ?

Et puis il est une phrase qui devrait être affichée dans tous les cours de Yoga : « Une once de pratique vaut dix tonnes de théorie. » Les séances pour futures mamans vont permettre des échanges ou du moins vont multiplier les possibilités d'échanges et diminuer cette sensation d'isolement ressentie par certaines femmes. Tous les petits problèmes, toutes les questions posées vont être exprimés avec quelqu'un qui a les mêmes préoccupations ou qui est déjà « passé par là » si ce n'est pas son premier enfant. La femme enceinte a besoin d'être entourée mais aussi soutenue et, quelque part, rassurée. Ces préoccupations sont absolument uniques, cette expérience, elle seule peut la vivre et la mener à terme et il est tellement agréable et parfois nécessaire d'en parler. Nous pensons également que les Yogini[1] confirmées, de par leur expérience et leur présence, peuvent grandement aider les autres femmes qui débutent.

Les séances spécifiques favorisent les échanges... plus prosaïques : ce peut

1. *Yogi* (ou *Yogin*) : celui qui pratique un Yoga ; *Yogini* : femme qui pratique un Yoga.

être l'adresse de telle ou telle clinique, hôpital, plutôt qu'un autre pour de multiples raisons, et il est bon d'avoir des points de vue différents. L'adresse de tel ou tel gynécologue qui de par son caractère, tempérament, correspondra plus à telle ou telle femme. Des échanges, des conseils pratiques pour les vêtements du futur bébé, la poussette ou le landau. Comment créer sa chambre ? Et toutes ces questions qui font la vie de tous les jours.

Enfin, des rencontres, des sympathies qui se créent, des relations qui se nouent : dans ces séances, les occasions de communication, de dialogue vont être multipliées. Même si l'expérience est toute personnelle, n'est-il pas merveilleux de pouvoir faire un « bout de chemin ensemble » et pour reprendre une formule consacrée « l'union ne fait-elle pas la force » ?

Union dans un esprit de construction ou dans un « esprit positif ».

L'ESPRIT POSITIF

> «Ne pas ajouter des difficultés d'ordre psychologique à des difficultés bien réelles, sans tomber cependant dans un optimisme béat proche de l'inconscience.»

«Tout va de mieux en mieux à tout point de vue.» Non, ce n'est pas la parole d'un sage indien en posture de méditation depuis plusieurs années, ni l'affirmation d'un illuminé baignant dans un optimisme béat, ni une phrase extraite de *1984*, roman de George Orwell. Son auteur est Émile Coué, qui (nous dit le petit Larousse, en couleurs !), pharmacien et psychothérapeute, est né à Troyes (1857-1926), auteur d'une «méthode de guérison par autosuggestion».

Les Yogi, comme les occultistes, nous disent que la pensée est une énergie subtile qui peut se déplacer et... déplacer. En effet, si nous considérons le monde comme un immense champ de vibrations d'énergie, la matière serait en quelque sorte un amas d'énergie et formerait ce qu'on appelle, en ce qui concerne l'humain, le corps grossier. N'avons-nous pas, d'ailleurs, dans nos propres textes sacrés, base de notre civilisation judéo-chrétienne, un ensemble de règles, de propositions visant à transformer notre attitude face au monde, notre comportement vis-à-vis des autres? Ce corps subtil, dont parlent les Yogi, n'est-ce pas le corps «glorieux», le corps de «lumière» dont parlent les Pères du désert?

ON DEVIENT CE QUE L'ON PENSE

Comme les adeptes d'une certaine alimentation disent «que l'on devient ce que l'on mange», certains maîtres Yogi n'hésitent pas à dire que «l'on devient ce que l'on pense». Beaucoup de méthodes, qu'elles soient de relaxation ou de thérapie, se développent à partir de cette idée motrice, exprimée d'une façon poétique par Swami Sivananda :

Semez une pensée
vous récolterez une action.
Semez une action
vous récolterez une habitude.
Semez une habitude
vous récolterez un caractère.
Semez un caractère
vous récolterez un destin.

Inversement la maîtrise du corps, grâce à des techniques spécifiques, entraîne celle du mental. On s'aperçoit alors de l'extraordinaire similitude entre des voies, qui, à priori, paraissent opposées : le Yoga, le Karaté, pour citer deux extrêmes mais aussi le Zen, certaines danses.

En fait, ce ne sont là que des techniques, des moyens, qui, (à l'origine) ont des objectifs communs ; et, curieusement, les pratiques qui ont fait leur preuve sont souvent d'inspiration orientale (Chine, Japon, Inde). Pourquoi ? Parce que toutes favorisent, développent, travaillent la respiration et la recherche d'harmonisation entre le corps et l'esprit (voir, à ce propos, le chapitre consacré à la respiration).

Il s'agit alors, grâce à la pratique du Yoga, de pouvoir, à volonté, orienter ses pensées, et pour cela, apprendre à maîtriser son mental.

LA MAÎTRISE DU MENTAL

Pour les Yogi, notre mental est comme un ensemble de tourbillons incessants qu'il est difficile de contrôler. En Chine, on compare les agitations du mental au jeu d'un singe ivre. Beaucoup de personnes, du matin au soir, ne font qu'agir machinalement, c'est-à-dire sans conscience, élément déterminant dans la différence entre une machine et un être humain. Leurs pensées ne leur appartiennent pas et on peut dire que ce sont alors les pensées qui les guident et non l'inverse. Le ou la pratiquant(e) en Yoga peut s'aider de techniques pour peu à peu développer son attention ; on peut dire que l'inattention risque d'être le début d'un déséquilibre psychique allant de l'absence d'attention jusqu'aux manies. L'attention étant l'unité physique et psychique réalisée en vue de l'observation d'un objet ou d'un événement présent, des exercices yoguiques sont recommandés pour calmer l'agitation du mental : fixer l'attention sur un objet pendant un temps donné (*tratak*), répétition de sons (*mantra*), fixation visuelle sur une figure symétrique (*mandala*) et bien d'autres techniques plus poussées : *antar mauna* (écoute des bruits extérieurs puis du silence intérieur pour endiguer les fluctuations du mental), *ajapa japa* (répétition d'un *mantra* sur le souffle) et toutes les techniques pour entrer dans un état de méditation (*dhyana*).

Malheureusement la vie moderne intensifie la dispersion en multipliant les impressions, en créant de nouveaux désirs (visuels, auditifs...) qui deviennent souvent bien vite des besoins. Or, l'attention a des manifestations physiques telles que les phénomènes vaso-moteurs (exemple des insomnies causées par un souci, liées à une vaso-constriction cérébale localisée), les phénomènes respiratoires (l'attention est discontinue à cause de la respiration, d'où la nécessité de longues respirations pour oxygéner l'organisme), les phénomènes musculaires (contractions des muscles du front, des lèvres, des épaules)... On voit donc l'interaction entre les phénomènes physiques et psychiques et les postures du Yoga (accomplies avec une attention soutenue et non machinalement) ainsi que des respirations lentes et profondes sont d'excellents moyens pour développer la maîtrise du mental.

Or, nous savons que lorsque l'écorce cérébrale fonctionne bien, les émotions cessent d'avoir une action perturbatrice. Les sensations éprouvées pendant l'accouchement pourront être perçues différemment par un sujet entraîné à la pratique du Yoga, c'est-à-dire qui a augmenté la puissance de l'écorce cérébrale et donc également la conscience. L'écorce cérébrale possède le pouvoir de freiner les réactions émotives et la Yogini sera beaucoup plus calme (et donc efficace) face à n'importe quelle situa L'accouchement, qui est un acte naturel, doit devenir conscient et donc deviendra plus aisé ; il faut s'exercer à accomplir tous les gestes de la vie quotidienne avec conscience et ils deviendront plus lents, plus souples, plus gracieux. Au bout de quelque temps de cet exercice de « Yoga au quotidien », on développe un sentiment de sécurité, de confiance et de bien-être. Cette prise de conscience doit s'étendre aussi aux automatismes de la parole, grande consommatrice d'énergie et à l'esprit, encombré trop souvent d'idées reçues.

Cette maîtrise du mental pourra donc amener la pratiquante de Yoga à être beaucoup plus détendue (consciente pendant l'accouchement) pendant la période de grossesse ; durant cette période, si elle le désire, la future maman peut faire de ses pensées une force positive.

La pratique du Yoga amène progressivement à ce changement de niveau de conscience qui, à long terme, va faire que la pratiquante ne va plus être l'esclave de ses émotions. Ce n'est pas l'événement qui crée l'émotion mais une inadaptation de l'organisme. La réaction émotionnelle n'apparaît qu'ensuite. Par un petit effort permanent, quotidien, on peut progressivement arriver à vivre dans l'harmonie et l'équilibre.

HARMONIE ET ÉQUILIBRE

La voie du Yoga propose une manière de savoir-vivre qui entraîne automatiquement l'harmonie et l'équilibre, mais rien ne s'obtient sans une certaine discipline ; par le Yoga, elle devient une autodiscipline, attitude beaucoup plus fructueuse que s'il s'agissait d'une contrainte imposée de l'extérieur. A long terme, cette attitude (mais aussi l'évolution des esprits, des techniques, des changements de comportement) va transformer les habitudes et donc transformer les rapports parents-enfants : l'autorité authentique ne doit pas s'exercer par la tyrannie mais doit s'imposer d'elle-même par la compétence, le savoir-faire, les bons usages ; les parents seront peut-être mieux écoutés si leurs enfants quelque part les admirent.

L'adaptation à toutes les circonstances de la vie est la discipline la plus ardue mais la plus productive. Or, le Yoga apprend à façonner, à adapter son être (corps et cerveau selon la conception dualiste).

Le docteur Gisèle Armelin dit dans son livre *Les Médecines naturelles* (Livre de poche) : « Nous sommes une machine merveilleuse dont le rendement est pratiquement illimité en quantité et en qualité dès que nous savons discipliner nos muscles, nos viscères et nos facultés cérébrales. »

Trouver (ou conserver) son équilibre, juste combinaison de forces, nécessite l'établissement d'un emploi-temps, même sommaire ; le respect de cet emploi-temps fortifiera la volonté et donnera plus d'indépendance de pensée et d'action. Le fait aussi d'éviter les gestes et paroles inutiles, de rendre conscients les travaux de la vie quotidienne, de perfectionner sa spécialité (sans s'en rendre esclave ou se laisser déformer par elle) vont contribuer au développement de cette harmonie et de cet équilibre, voie du juste milieu (état « sattvique » en Yoga). Or, de récents travaux (voir *La Vie secrète de l'enfant avant sa naissance*, de Thomas Verny, Éditions France-Loisirs) ont montré que le fœtus peut voir, entendre, toucher, goûter et même, à un niveau primitif, apprendre *in utero*. Ces perceptions vont modeler son comportement, façonner déjà son caractère. Et c'est la mère qui est la principale source de ces messages (les sentiments de l'homme à l'égard de sa femme et de l'enfant vont être aussi des facteurs essentiels). Cela ne veut pas dire pour autant que les moindres soucis, doutes et anxiété de la mère vont se répercuter sur l'enfant. C'est l'anxiété permanente qui risque de laisser des traces profondes sur la personnalité de l'enfant. Mais la future maman, si elle le désire, peut créer en elle une force positive pour influencer le développement affectif de l'enfant : la joie, l'allégresse, la gentillesse, un environnement chaleureux. La discipline du Yoga entraînera naturellement, inconsciemment et automatiquement ce comportement parce que le corps et l'esprit bénéficieront en profondeur de cette merveilleuse autodiscipline (comme d'ailleurs toutes les disciplines qui développent harmonieusement les facultés respiratoires et font prendre conscience au pratiquant qu'il est sur une voie de réalisation et de libération).

HYGIÈNE DE VIE

L'ALIMENTATION

La grossesse peut être l'occasion, non de changer radicalement son alimentation, mais de suivre un régime et de s'intéresser à la nourriture saine et à la culture biologique. Tout ce qui peut compromettre un équilibre biochimique complexe et fragile devra être évité : pas de plats en sauce, de charcuteries, de graisses animales cuites ; limiter la consommation de sel, de sucre (surtout industriel) ; préférer le pain complet, les céréales naturelles aux farines et aux pains trop blancs. Essayer de consommer le plus possible de produits frais de saison plutôt que des conserves, manger du fromage, des yaourts, du lait caillé ; manger beaucoup de fruits plutôt que des glaces, des gâteaux ou du chocolat.

Bien entendu l'alcool, le thé, le café sont fortement déconseillés ; c'est l'avenir de l'enfant qui est en jeu.

L'HYGIÈNE GÉNÉRALE

Outre l'intérêt accru pour la diététique (non excessive !... « tout ce qui est excessif est nul ») la future maman portera son attention sur :

— la mastication : qu'elle soit lente, complète pour favoriser la digestion ;

— le soin des dents : après chaque repas, pour lutter contre les bactéries, la carie dentaire ;

— la présentation quotidienne à la selle : c'est l'intestin qui élimine les déchets de l'organisme et on peut l'aider dans son travail grâce à de petits massages abdominaux, un verre d'eau au réveil, la marche quotidienne et surtout une selle régulière pour éviter l'accumulation des déchets organiques et la formation de toxines ;

— la diminution et, si cela est possible, la suppression de la cigarette. L'alcool et la cigarette agissent sur l'embryon et peuvent entraîner des troubles chez le bébé (manque de poids, problèmes digestifs, déséquilibre du système nerveux).

L'ÉQUILIBRE NERVEUX

L'hygiène générale du corps grâce à des soins attentifs, à une certaine discipline, à la pratique du Yoga doit être complétée par une hygiène mentale. Dans la mesure des possibilités de la future maman, les endroits trop bruyants devront être évités pour ne pas surcharger l'esprit sur le plan sensoriel ; au contraire, les lieux calmes, tranquilles seront bénéfiques pour la femme enceinte mais aussi pour l'enfant qui perçoit toutes les vibrations extérieures et celles produites par la mère à l'intérieur de son organisme. Non seulement il faut veiller à choisir son environnement mais tout faire pour éviter les pensées négatives, les colères, les soucis inutiles. La future maman pourra écouter de la musique douce ou de la musique classique en position de relaxation par exemple. Cette habitude d'écoute musicale pourra lui être utile pendant l'accouchement (lui procurant une sensation de détente); plus tard, elle pourra également faire entendre cette même musique à l'enfant qui retrouvera, grâce à elle, un sentiment de sécurité « intra-utérine ».

L'entourage a un rôle très important à jouer pendant cette période et le mari (ou le compagnon) doit lui aussi être confiant, positif, compréhensif pour que la femme vive la maternité la plus heureuse possible. L'accouchement est toujours plus facile dans un couple où règne l'amour et où l'enfant a été désiré. Là encore, le Yoga permet de vivre la dimension d'« authenticité » dans les rapports, une tolérance mutuelle et une confiance réciproque ; avec une plus grande confiance en soi, s'acceptant soi-même, ayant conscience de ses propres faiblesses, de sa facette obscure, les rapports avec l'autre sont grandement facilités et tout s'équilibre alors harmonieusement.

APPRENDRE À SE CONNAÎTRE

Cette démarche de recherche d'équilibre ne peut se réaliser qu'en acceptant de mieux se connaître et en s'en donnant les moyens. Elle demande une certaine force, un minimum de discipline car notre société de consommation accapare nos sens vers l'extérieur.

La pratique régulière du Yoga va favoriser cette volonté de réalisation de soi et de développement de ses possibilités. Mais les personnes en quête du bonheur trouveront (peut-être) eux aussi dans le Yoga un moyen de les aider et pourront goûter toute la saveur de cette histoire :

Que cherches-tu?

Un soir Rabiya cherchait quelque chose sur la route en face de sa petite hutte. Le soleil se couchait lentement, lentement l'obscurité tombait. Quelques personnes regardaient. Ils demandèrent à la vieille femme, une mystique soufi réputée :

— Que fais-tu? Qu'as-tu perdu? Que cherches-tu?

Elle dit :

— J'ai perdu mon aiguille.

Les gens répondirent :

— A présent, le soleil se couche et ça va être difficile de trouver une aiguille, mais on va t'aider. Où est-elle tombée exactement, car la route est large et l'aiguille si petite? Si nous connaissons l'endroit exact, ce sera plus facile de la retrouver.

Rabiya dit :

— Ne me posez pas cette question, c'est préférable, car en fait, elle n'est pas tombée sur la route du tout.

Les gens se mirent à rire et dirent :

— Nous avons toujours pensé que tu étais un peu insensée. Si l'aiguille est tombée dans la maison, alors, pourquoi la cherches-tu sur la route?

Rabiya dit :

— Pour une raison simple et logique ; dans la maison il n'y a pas de clarté et au-dehors il y a encore un peu de jour.

Les gens rirent et commencèrent à se disperser.

Rabiya les rappela et dit :

— Écoutez, c'est exactement ce que vous faites, je suivais simplement votre exemple. Vous cheminez en cherchant la félicité au-dehors sans vous poser la première et élémentaire question : Où l'avez-vous perdue? Et je vous dis : vous l'avez perdue à l'intérieur et vous la cherchez à l'extérieur pour la simple et logique raison que vos sens sont tournés à l'extérieur ; il y a un peu plus de clarté, vos yeux regardent au-dehors, vos oreilles écoutent à l'extérieur, vos mains saisissent au-dehors. C'est la simple raison pour laquelle vous cherchez là. Autrement je vous dis, vous ne l'avez pas perdue à l'extérieur ; et je vous le dis, de par ma propre expérience. Je l'ai également cherchée au-dehors durant de nombreuses vies et, le jour où j'ai regardé à l'intérieur, je fus surprise. Il n'y avait nul besoin de chercher et s'enquérir. C'était toujours là.

La future maman, de par sa nouvelle condition, pourra, ne serait-ce que dans une optique de bien-être (relaxation, méditation pour calmer le système nerveux), tourner ses sens vers l'intérieur. Le prolongement de cette intériorisation, si elle est régulière et sincère, développera automatiquement en elle une recherche plus « spirituelle » et peut-être religieuse (non au sens d'institution religieuse mais au sens de re-lier). Ces dimensions faisant partie intégrante de l'hygiène générale de l'individu, d'une société, dans la mesure où elles peuvent contribuer à son développement, son épanouissement.

Qui suis-je? Question dont on peut se moquer à l'heure des ordinateurs et des rendez-vous spatiaux. On cherche à connaître les étoiles mais pas le soleil intérieur qui devrait illuminer toute notre vie. Cependant lorsque l'on réfléchit aux immenses et incroyables possibilités de notre corps, on peut essayer d'y porter un peu plus d'attention qu'à l'ordinaire : ce corps, merveilleux véhicule qui nous est donné, transforme, à 37 °C, de la matière (sous forme d'aliments) en énergie ; ce corps répare, seul, une légère entaille à la main ou à la cuisse : quelles recherches scientifiques poussées, quelles énormes dépenses financières ne faudrait-il pas pour construire une machine aussi perfectionnée ! Sans parler de l'extraordinaire complexité de notre mental, véritable ordinateur ultraperfectionné dont nous employons malheureusement à peine 8 % des capacités. Enfin ce corps qui, grâce à un lent processus qui n'a pas révélé tous ses mystères, peut donner la vie. Alors, ce corps, ne mérite-t-il pas qu'on s'y attarde un peu? Mais il n'y a ni miracle, ni tour de magie : une meilleure connaissance de soi nécessite un lent travail exécuté patiemment, et le Yoga peut être un excellent moyen pour obtenir une profonde et durable transformation biochimique et psychique.

La toute première prise de conscience peut être d'une grande simplicité, à la portée de tous : Quel est ce corps que j'habite? Comment fonctionne-t-il? Pourquoi, alors que j'aspire à bien vivre, à être bien dans ma peau, ai-je un sentiment parfois d'angoisse, de « malaise » ?

Mais, au fait, est-ce que je l'entretiens comme il faut, ce corps ? Ou, au contraire, faute d'entretien, est-ce que je ne prépare pas moi-même le terrain à toutes sortes de maux, de maladies, de désordres intérieurs ? Me suis-je déjà posé ces questions toutes simples : Comment fonctionne ma respiration, base de toute ma vie ? Que dois-je prendre comme nourriture et comment dois-je l'assimiler, base de toute ma santé ? N'est-ce pas une forme de lent suicide que de négliger mon corps, de le laisser dépérir, de fumer cigarette sur cigarette, d'abuser d'excitants (alcool, café, drogue...) ? N'est-ce pas une forme d'esclavage que de me laisser guider, emporter par mes désirs, mes instincts, mes sens ? N'est-ce pas un devoir et plus, une preuve d'amour et de respect, que de faire partager à ma compagne (ou mon compagnon), à mes amis, un corps rayonnant de vitalité, un « corps souriant », un esprit positif ?

Ai-je le droit de faire subir à mon entourage, mes proches, mes angoisses, mes difficultés souvent passagères alors qu'eux-mêmes doivent répondre aux exigences de la vie ? Si je ne veux pas être un poids pour les autres, je dois apprendre à devenir comme le vent : légère comme une brise mais dense et forte comme l'ouragan quand il le faut. Le Yoga peut contribuer à mieux connaître, à développer, à maîtriser cette force vitale qui est en nous, sensation de vie pleine, profonde, qu'une femme expérimente le jour de l'accouchement et qui explique sans doute qu'après cet événement unique, elle soit tout autre.

VOCABULAIRE ET RAPPEL ANATOMIQUES

Yoga pour femme enceinte : L'état de grossesse va amener la femme à vouloir découvrir le Yoga ; ou, le pratiquant déjà, elle va continuer normalement ses cours ou s'orienter vers des séances spécifiques.

Yoga pour l'accouchement : Dans le cadre de la préparation à l'accouchement, des techniques sont utilisées (positions corporelles, respirations) qui vont permettre une meilleure compréhension et une plus grande maîtrise de l'organisme et de ses réactions.

Yoga pour futures mamans : C'est un Yoga proposé à toutes celles qui, à plus ou moins long terme, désirent un enfant. Elles peuvent ainsi bénéficier de tous les avantages qu'offre cette discipline avant, pendant et... après.

État de grossesse : C'est le développement dans l'utérus du produit de la fécondation, l'œuf, qui devient embryon ; pendant la période de la nidation, l'organisme de la mère est en contact direct avec celui de l'enfant par l'intermédiaire d'un organe d'échanges : le placenta.

Fœtus : Nom donné à l'embryon vers le quatrième mois et qui mesure environ 18 centimètres. Une physionomie humaine croît et se perfectionne.

Placenta : Organe aplati, fixé à la paroi interne de l'utérus de la mère et relié à l'enfant par le cordon ombilical où se trouvent des artères et une veine dans lesquelles circule le sang de l'enfant ; celui-ci ne se mélange pas au sang de la mère : tous les échanges entre la mère et l'enfant se font par l'intermédiaire du placenta ; l'oxygène nécessaire à la vie, les éléments nutritifs passent de la mère vers l'enfant ; le gaz carbonique, les déchets sont éliminés vers le sang maternel ; le placenta constitue donc ainsi une barrière qui évite à l'enfant d'être en contact direct avec des subtances nocives ou des microbes présents dans l'organisme maternel.

Membranes : Elles entourent complètement l'enfant dans l'utérus, formant une sorte de sac empli d'un liquide, le liquide amniotique (c'est le liquide qui coule quand on « perd les eaux »). L'enfant est ainsi à l'abri des chocs et pratiquement en état d'apesanteur.

Maternité (Larousse) : Action de mettre un enfant au monde et lien qui unit la mère à ses enfants. C'est aussi l'établissement hospitalier où s'effectuent les accouchements (appelée quelquefois aussi, dans les grands centres hospitaliers : « clinique d'obstétrique et de reproduction humaine »).

Menstruation : Élimination périodique, accompagnée d'hémorragies, de la muqueuse utérine lorsqu'il n'y a pas eu fécondation.

Contraction : Réponse mécanique d'un muscle à une excitation selon laquelle il se raccourcit en se gonflant. Pendant plusieurs jours, de légères crispations peuvent être ressenties (du côté des reins et vers le bas du ventre). On parlera de contractions quand ces crispations auront lieu à intervalles réguliers. Les contractions se propagent par ondes du fond de l'utérus vers le col et c'est l'ocytocine, une hormone spéciale, qui provoque ces mouvements. Les exercices respiratoires permettent de mieux supporter ces contractions, plus ou moins intenses selon les femmes (voir le chapitre « Respiration »).

Sphincter : Muscle annulaire servant à fermer ou à resserrer un orifice ou un canal naturel.

Périnée : Partie inférieure ou plancher du petit bassin traversé par l'urètre, le vagin et le rectum.

Urètre : Canal conduisant l'urine hors de la vessie et descendant verticalement en avant du vagin.

Vagin : Canal auquel aboutit le col de l'utérus et qui s'ouvre dans la vulve.

Vulve : Ensemble des parties génitales externes chez la femme.

Utérus : Muscle creux qui a deux fonctions : contenir l'œuf fécondé et permettre son développement ; expulser l'enfant lors de l'accouchement.

Ovaires : Glandes génitales de la femme où se forment les ovules (cellules destinées à être fécondées) et qui produisent des hormones.

Trompes utérines : Conduits qui s'étendent de la surface de l'ovaire aux angles latéraux de l'utérus. La trompe est l'organe qui assure le transport de l'ovule. C'est à son niveau que s'effectue la fécondation.

Épisiotomie : Opération qui consiste à pratiquer une ou plusieurs incisions sur le pourtour de la vulve, de manière à en agrandir l'orifice ; elle empêche la rupture traumatique du périnée au cours de l'accouchement.

LES SIGNES DE LA GROSSESSE

LE RETARD DES RÈGLES

C'est généralement le premier signe qui attire l'attention et c'est effectivement le signe principal de la grossesse chez une femme bien réglée et en bonne santé. Mais tout retard de règles ne signifie pas forcément une grossesse : certaines femmes ont des règles plus ou moins régulières et même parfois des retards assez longs (plusieurs semaines) sans être enceintes. Même chez une femme bien réglée, un changement de vie, un voyage, une émotion violente, une maladie même bénigne peuvent entraîner un retard de règles. D'où l'intérêt d'une pratique régulière de Yoga qui permet à l'organisme d'être plus résistant et au psychisme d'être moins sollicité par les événements extérieurs. Pendant cette période, certains maîtres Yogi préconisent l'arrêt de la pratique alors que d'autres déconseillent seulement les postures inversées (de la famille « chandelle, charrue »...). C'est surtout l'habitude de la pratique, les observations qu'elle peut faire sur elle-même, qui seront le meilleur guide de la femme.

Lors de la consultation du médecin, elle doit pouvoir lui indiquer avec exactitude la date du premier jour des dernières règles, repère essentiel pour déterminer le début probable de la grossesse, si c'en est une (une simple petite croix sur un calendrier devrait permettre à chaque femme de noter chaque mois la date de ses règles).

LES NAUSÉES

Le matin, elles peuvent être prévenues par divers exercices de Yoga tels que *uddiyana-bandha* ou des exercices respiratoires spécifiques. Là, cependant, la femme devra être suivie et conseillée par un Yogi expérimenté ou par un médecin ouvert à la pratique du Yoga.

AUTRES SIGNES

Le gonflement des seins, parfois douloureux ; la tendance au sommeil et de légères modifications du caractère. Mais ces signes, avec le retard des règles, n'apportent pas de certitudes absolues et l'inquiétude se mêle parfois à l'espérance.

L'esprit positif, la maîtrise du mental, une certaine vision du monde apportée par le Yoga pourront effacer ces angoisses inutiles ou tout au moins les gommer fortement.

LA COURBE DE TEMPÉRATURE

Très conseillée aux femmes qui ont des règles irrégulières ou celles qui désirent « programmer » leur grossesse. Si la courbe de température matinale a été faite au réveil chaque jour depuis les dernières règles, le graphique montre en cas de grossesse un « plateau persistant » aux alentours de 37° pendant plus de quinze jours et même pendant plusieurs semaines après l'ovulation.

LES TESTS DE GROSSESSE

Simples de manipulation, ces tests sont en vente libre dans les pharmacies. Il est maintenant possible dès le troisième jour de retard de règles d'effectuer chez soi un test de grossesse, fiable dans près de 90 % des cas.

L'EXAMEN MÉDICAL

Cet examen gynécologique n'est pas forcément très concluant pendant tout le premier mois de la grossesse car le volume de l'utérus n'est pas encore très augmenté. Cependant le médecin peut demander au laboratoire une réaction immunologique de grossesse qui confirmera ou non la présomption.

LES CHANGEMENTS PENDANT LA GROSSESSE

L'AIDE APPORTÉE PAR LE YOGA

A partir du moment où apparaît, dans le corps de la femme, le futur bébé, d'importants changements vont surgir tant sur le plan physiologique que psychologique. L'intensité de ces changements, leurs conséquences, leurs perceptions vont énormément varier d'une femme à l'autre ; tant de facteurs entrent en ligne de compte qu'il serait impossible de les nommer tous ici (physiologiques, comportementaux, éducatifs...). Une pratique régulière du Yoga va permettre d'appréhender cet événement avec plus de calme, de sérénité, de lucidité. Une plus grande conscience, une connaissance intérieure du corps (de l'ordre des sensations, du « vécu » physiologique et du savoir anatomique) vont permettre à l'adepte de vivre la grossesse avec beaucoup de « force tranquille ». Outre la prolifération des cours de Yoga qui permettent à de nombreuses femmes de s'initier à cette discipline, il est intéressant d'observer que les femmes d'aujourd'hui ne vivent plus leur grossesse comme celles d'hier. Non seulement elles sont mieux soutenues par les structures sociales, mais elles sont mieux informées et surtout la mentalité a évolué ; grâce aux nombreux mouvements d'émancipation, à l'évolution des mœurs, la femme tend à retrouver sa véritable place, son autonomie, ses responsabilités. Des centaines d'années (voire des milliers) de phallocratie outrancière ont malheureusement masqué la force morale et la résistance de la femme. Le Yoga, qui accorde une grande importance au développement harmonieux des principes féminins et masculins, trouve là un terrain favorable à son développement et montre combien une discipline millénaire peut parfaitement concorder avec des revendications, des besoins du temps présent. Consciente de ses possibilités, exigeante envers son entourage, sa sexualité, son corps, la femme d'aujourd'hui se donne tous les atouts pour vivre le mieux possible sa grossesse. Les métamorphoses internes ne l'empêchent nullement de sortir, de travailler, de jouer, de courir, de se maquiller, de rire... ! La grossesse n'est plus vécue comme une tragédie où tous les acteurs sont voués à d'atroces souffrances, mais ce n'est pas non plus une comédie légère et cette apparente désinvolture cache souvent une grande lucidité, de mûres réflexions et une volonté de mener cette entreprise à bras-le-corps jusqu'au dernier moment. Comme jadis, elle ressent les même troubles, vit les mêmes transformations mais, la perception ayant changé, la femme ne se place plus dans un état de soumission, de désolation. Quels sont ces troubles qui, pour certaines femmes, sont si atténués qu'ils ne deviennent que de simples gênes ? Quelle aide peut apporter le Yoga (dans sa conception globale : postures, respiration... mais aussi alimentation, soins par des médecines naturelles...) ?

TROUBLES DE LA CIRCULATION SANGUINE

Pendant la grossesse, le sang doit alimenter deux systèmes circulatoires (mère et enfant) ; le débit sanguin s'accroît alors de près d'un tiers de son volume habituel et le cœur doit pomper plus fort. Les hémorroïdes, les varices, la hausse de la tension artérielle sont les principales manifestations de cette augmentation du flux sanguin.

AIDE DU YOGA

Le Yoga n'est pas du tout un remède miracle et ne peut, en aucun cas, remplacer une visite chez le médecin ou une médication spécifique. Cependant, pour chacun des troubles présentés, certaines postures ou certains exercices yoguiques peuvent avoir des répercussions favorables. « Peuvent » car tout dépendra de l'état de santé de la femme, de sa pratique, de son alimentation, de son mental, bref de tous les éléments qui forment (et transforment) sa personnalité.

Sur le plan technique, les postures et exercices dont nous allons parler sont décrits dans les chapitres « Les postures conseillées » et « Les exercices conseillés ».

Toutes les postures inversées (*sarvangasana*, chandelle, *halasana*, charrue, *shirsasana*, pose sur la tête) ont des effets bénéfiques sur la circulation veineuse (jambes, abdomen), fatiguant moins le cœur puisqu'il a moins à pomper ; la position particulière du cou dans sarvangasana provoque une compression de la région de la glande thyroïde, ce qui normalise ses fonctions (ni hypo, ni hyper-thyroïdiennes) et entraîne par conséquent un calme, une assurance, une stabilisation du poids. Pour continuer à ne prendre l'exemple que de sarvangasana, cette posture entraîne une respiration diaphragmatique, qui exerce alors une sorte de massage sur les organes abdominaux et peut ainsi éliminer les congestions du ventre. Enfin toutes les postures inversées améliorent l'irrigation cérébrale, elles peuvent tonifier ou défatiguer et éliminer certains spasmes vasculaires.

TROUBLES DE LA DIGESTION

Troubles malheureusement courants dans notre monde contemporain (alimentation aberrante, maux d'estomac dus au stress, repas pris trop rapidement, etc.), ils se manifestent davantage pendant la grossesse. Durant cette période, la vie végétative se modifie, le déséquilibre du système neurovégétatif (système sympathique et parasympathique) risque de créer des nausées, fatigues, troubles cardiaques, divers malaises, vomissements, maux d'estomac, envies, dégoûts... Mais la noirceur de ce tableau ne doit pas être généralisée ! L'intensité des troubles, lors des trois premiers mois, est très variable d'une femme à l'autre.

AIDE DU YOGA

Outre les effets bénéfiques des postures inversées, il existe des exercices spécifiques appelés *bandha* (signifiant littéralement « ligature », « retenue ») qui permettent de fixer l'énergie (*prana*) et de contracter certaines parties du corps ou certains organes.

Des trois *bandha* principaux (voir chapitre « Les exercices conseillés »), c'est *uddiyana bandha* qui permettra une action bénéfique sur la masse abdominale. Le diaphragme étant remonté, il se produit une sorte d'aspiration des organes abdominaux qui entraîne un léger massage tonifiant, une élimination des toxines dans le tube digestif et une activation de l'énergie. Cette pratique d'*uddiyana bandha* conduit tout naturellement à celle de *agnisara dhauti* qui signifie littéralement « procédé de purification par le feu » ! Il ne s'agit pas de suivre le chemin de certains bonzes car ce feu est, ici, celui de la digestion. Ces deux exercices, *uddiyana* et *dhauti*, sont très impressionnants pour des non-initiés mais sont en fait très simples à réaliser au bout de quelque temps. Cependant, malgré cette simplicité, comme pour les exercices respiratoires, les postures, ces techniques doivent être effectuées sous la surveillance de professeurs très expérimentés, au risque de créer des troubles alors que l'on cherche à diminuer ceux déjà existants (description technique de *dhauti* également dans le chapitre « Les exercices conseillés ») !

Uddiyana bandha et *agnisara* agissent sur le système végétatif grâce au jeu des muscles abdominaux. Ils rééquilibrent les activités du sympathique et du parasympathique, en contrôlant l'activité excessive de l'un mais sans excitation parasite de l'autre. Lorsque l'on sait qu'un déséquilibre entre les deux branches du végétatif a des répercussions sur le plan psychique, (anxiété, nervosité...) on ne saurait trop conseiller une pratique quotidienne de ces exercices.

Quant à *mula bandha* (contraction de la région située entre l'anus et le scrotum), pratiqué parallèlement à certaines postures, il permet de faire disparaître les cause d'hémorroïdes.

Mais les troubles digestifs ont des causes physiques et psychiques dues à notre genre de vie et le Yoga peut intervenir alors en augmentant notre volonté, notre force morale, en affinant notre sensibilité, afin d'éviter l'excès de nourriture, les abus d'aliments toxiques, les carences, le non-respect de certaines règles d'hygiène, le non-recul par rapport à nos soucis, ennuis et conflits intérieurs.

TROUBLES DE L'ÉVACUATION

Les causes de la constipation, très fréquente pendant la période de grossesse, sont multiples. On appelle constipation un retard dans l'évacuation des fèces (excréments solides). Cette notion de retard est subjective car il faut tenir compte du rythme d'évacuation habituel. Deux types de constipation sont à distinguer : l'« organique », conséquence d'une atteinte organique de l'intestin, et la « fonctionnelle » dont les causes peuvent être la grossesse mais aussi un alitement prolongé, un régime inadapté ou la prise de certains médicaments ; ou bien la constipation fonctionnelle résulte d'un trouble du transit dans le côlon ou une « dyschésie », c'est-à-dire un trouble de la défécation avec stagnation des matières au niveau du rectum.

Les conséquences de la constipation sont des troubles digestifs accompagnés d'un ballonnement abdominal, des maux de tête et une sensation de malaise général ; parfois la constipation peut entraîner une colite, (irritation, inflammation du côlon avec hypersécrétion).

L'évacuation des déchets devenant plus importante pendant la grossesse, les reins se fatiguent beaucoup plus, et s'ils ne font pas face à cet accroissement de travail on peut voir apparaître de l'albumine dans les urines de la mère. Cet affaiblissement de la fonction rénale peut alors entraîner une toxémie (ensemble des accidents provoqués par les toxines véhiculées par le sang), la tension artérielle et la fonction rénale allant souvent de pair. Un troisième trouble de l'évacuation peut être la cystite, inflammation de la vessie. Celle-ci, comprimée par l'utérus au début de la grossesse, entraîne un besoin fréquent d'uriner qui disparaîtra après le troisième mois.

AIDE DU YOGA

Outre la prise régulière de laxatifs naturels (compote, légumes frais, tisanes...) de nombreux exercices de Yoga, effectué régulièrement, suppriment les causes des troubles de la constipation. Outre *mula bandha*, *uddiyana bandha* et *agnisara dhauti*, *asvini mudra* permet la contraction et la dilatation volontaire du sphincter anal. Certains exercices permettent également l'isolement du sphincter vaginal, ce qui entraîne un meilleur contrôle mais aussi une économie d'énergie car grâce au Yoga on apprend à détendre toutes les autres parties du corps qui ne sont pas concernées par le travail. Tous ces *bandha* et *mudra* (voir la description technique au chapitre « Les exercices conseillés ») renforcent la musculature abdominale, favorisent le transit intestinal (ainsi que certaines postures de torsion, la posture accroupie et la respiration diaphragmatique.)

TROUBLES RESPIRATOIRES

Dans les premiers mois, les vertiges et les palpitations pourront apparaître alors que dans les derniers mois l'essoufflement et de légers malaises seront les conséquences de difficultés respiratoires.

AIDE DU YOGA

On ne peut pas parler de Yoga sans parler de la respiration, de la conscience et de l'énergie (*pranayama*). C'est pourquoi nous consacrons tout un chapitre à cette question (chapitre intitulé « La respiration - le *pranayama* »). Mais cette fois encore, nous insistons sur l'importance d'une bonne hygiène de vie : attention à la cigarette, éviter les endroits bruyants, la foule ; essayer d'absorber une alimentation saine, d'avoir une grande hygiène corporelle (que la peau respire), d'aérer les pièces et d'avoir une « gymnastique respiratoire » régulière ; ce comportement deviendra vite naturel par la pratique du Yoga. Ne fait-il pas d'ailleurs appel au bon sens ?

TROUBLES MUSCULAIRES

La lordose lombaire et les crampes sont les deux principales conséquences des modifications du système musculaire. L'augmentation du poids du ventre va accentuer la courbure lombaire de la colonne vertébrale et la contraction des muscles, les troubles circulatoires, une légère insuffisance de calcium seront, eux, la cause des crampes.

AIDE DU YOGA

Les risques de lombalgies, de pincements de nerfs et de disques peuvent être grandement diminués grâce à une pratique régulière avant la conception et certaines postures pendant la grossesse. L'attention devra surtout être portée sur trois points : la tonification des muscles abdominaux, la bascule inverse du bassin (pubis vers le sternum), l'étirement des muscles antérieurs des cuisses (psoas iliaque). Toutes les postures et exercices divers faisant travailler ces parties du corps (voir chapitres « Les postures conseillées » et « Les exercices conseillés ») vont pouvoir être pratiqués mais bien sûr en les adaptant à la nouvelle physiologie de la femme enceinte : ce sera la posture du cobra, de l'arc, de la sauterelle, mais aussi la pince, la barque, le chat, le chien et les exercices de bascule du bassin, de conscience de l'étirement de la colonne vertébrale (la montagne, les postures assises pour la concentration...).

Quant aux troubles circulatoires et à l'insuffisance de calcium, cause des crampes, ils pourront être diminués en étant vigilant sur son mode de vie (ce dont nous avons déjà parlé à propos de l'aide du Yoga contre les troubles respiratoires) et en particulier sur son alimentation (voir le chapitre « Hygiène de vie »).

LE POIDS

C'est souvent le problème numéro un de beaucoup de femmes et plus particulièrement pendant la période de grossesse. Selon les « écoles », l'augmentation normale du poids va aller de neuf à douze kilos (fœtus, eau, sang, placenta, liquide amniotique). Si cet excédent de poids est normal et passager, par contre, les « kilos en trop » sont une des manifestations d'une alimentation incorrecte et d'un mode de vie aberrant. Des centaines de livres, d'articles, de revues ont traité et traitent toujours de cette question et aucune solution miracle n'a encore été trouvée. Nous en parlons dans le chapitre « Hygiène de vie ».

AIDE DU YOGA

Le Yoga ne fait pas maigrir, mais il permet une autorégulation du poids grâce à son action sur les glandes endocrines auxquelles il redonne un fonctionnement correct. Le Yoga permet également de remplacer certaines habitudes alimentaires néfastes pour l'organisme ; ce qui apparaît comme une contrainte se transforme vite en autodiscipline et supprimer certaines graisses, les sucreries, les gâteaux, le grignotage entre les repas est vécu comme une grande joie car tout l'organisme ne s'en porte que mieux. Malheureusement l'environnement culturel, les habitudes alimentaires, entraînent des maladies dites de civilisation telles que maladies cardiovasculaires (artériosclérose, hypertension), diabète, maladies des articulations et des muscles... et ce d'une façon insidieuse puisque plus de vingt ans peuvent séparer les effets des causes. C'est donc à chacun et chacune de s'informer, de chercher, de comparer et de compter sur la logique et le bon sens pour donner au corps son poids... idéal (!?).

C'est avant et après la période de grossesse que le Yoga pourra être utile grâce aux postures (chandelle, charrue, barque) et aux exercices permettant de retonifier la sangle abdominale (exercices d'abdominaux : ciseaux, cercles, bicyclette...).

MODIFICATIONS GÉNITALES

L'utérus va complètement se transformer, passant de cinq à sept centimètres jusqu'à cinquante centimètres de diamètre en fin de grossesse. Cette poche va donc entrer en contact avec différents muscles : le diaphragme en haut, les muscles abdominaux sur les côtés, le périnée en bas. Ce périnée, sangle musculaire très extensible, commande les organes sexuels et les organes d'excrétion. Il a aussi un travail de soutien des organes abdominaux.

AIDE DU YOGA

Les exercices de Yoga vont permettre à la pratiquante à la fois de tonifier et de relâcher ce plancher pelvien ; d'aider le travail de l'utérus en apprenant une respiration haute (ou respiration haletante) pour éviter la pression du diaphragme sur l'utérus ; de se laisser aller à la non-résistance afin de permettre une large ouverture ; de contrôler et de détendre les sphincters vaginaux et anaux. Les chapitres « Les postures conseillées » et « Les exercices conseillés » donnent toutes les indications nécessaires pour ce travail spécifique.

TRANSFORMATION DE LA SILHOUETTE

AIDE DU YOGA

Le corps se modifie d'une façon étonnante et la future maman doit s'adapter à sa nouvelle silhouette et l'accepter. C'est vers le quatrième mois que le ventre s'arrondit et la femme doit corriger son attitude le plus souvent possible et garder la voie du juste milieu : ne pas se considérer comme un vase en porcelaine mais ne pas non plus ignorer son nouvel état (ne pas pratiquer un sport violent, par exemple). La pratique du Yoga permet d'être rassurée : une future maman peut toujours bouger, respirer, vivre des postures ! Mais c'est surtout la persévérance et la volonté (qui se développent par la pratique du Yoga) qui vont permettre de se donner tous les moyens de rester belle, sensuelle, gracieuse pendant la grossesse.

LE VENTRE

Il va se distendre autant qu'il est nécessaire mais cela pourra donner naissance à des vergetures : certaines fibres dermiques craqueront malgré tous les soins et la vigilance apportés. Il est quand même bon d'essayer de les éviter.

Grâce à une alimentation correcte et une pratique de Yoga régulière, la peau est de meilleure qualité, plus souple, plus résistante mais des soins spécifiques peuvent être prodigués, quotidiennement, par massages circulaires ; une crème nourrissante à la vitamine B ou de l'huile naturelle (amandes douces ou huile d'olive) seront appliquées sur la peau jusqu'à pénétration.

Une bonne sangle abdominale (série d'abdominaux, *uddiyana bandha*) permet une meilleure irrigation des tissus locaux et donc une plus grande solidité (facilite en outre l'expulsion lors de l'accouchement).

Après l'accouchement, la peau semble distendue, la graisse a du mal à disparaître : là encore, les exercices de Yoga permettent de retrouver la taille de guêpe, le ventre de sportive, la cheville fine, la poitrine parfaite ! Et le sens de l'humour...

LA POITRINE

Les seins gonflent dès que la femme est enceinte et c'est vers le troisième mois qu'ils atteignent leur volume maximal ainsi que lors de la montée laiteuse après l'accouchement.

Comme dans la région ventrale, l'épiderme distendu peut entraîner l'apparition de vergetures sur la poitrine. Quant à la couleur brune des aréoles des seins, elle est due à une accumulation de mélanine durant la grossesse. Cette pigmentation brune disparaîtra peu à peu.

Les seins sont soutenus par des ligaments (le ventre l'est par des muscles) et toutes les postures et exercices de Yoga visant à redresser le dos et à éviter les épaules voûtées sont recommandés.

La même crème que celle utilisée pour le ventre peut servir, et quotidiennement les fibres sous-dermiques seront tonifiées grâce à des frictions au gant mouillé et à des ablutions à l'eau froide. Ces soins seront apportés au corps le plus tôt possible et continueront bien après l'accouchement.

LA PEAU

Le seul inconvénient pendant la grossesse est ce qu'on appelle le masque de grossesse qui n'apparaît pas chez toutes les femmes et dont l'intensité peut varier en fonction d'une surveillance médicale et diététique plus ou moins bonne. Si la future maman utilise du fond de teint ou du fard à joues, ils devront être soit supprimés, soit choisis dans les gammes anallergiques.

CHEVEUX, DENTS, ONGLES

Les ongles, les dents et les cheveux sont les reflets de la santé. Il serait bon d'aborder la grossesse avec une dentition saine : visite chez le dentiste et brossage des dents après chaque repas.

Pour les cheveux, il faut user des shampooings doux, les plus naturels possible et user d'huiles polyvitaminées qui nourrissent et fortifient les bulbes et les cheveux.

Le manque de calcium, de magnésium et de potassium peut rendre les ongles cassants : de petits massages à l'huile de sésame sur les ongles et leur pourtour les tonifieront.

LES JAMBES

Pendant toute la grossesse, elles vont être soumises à dure épreuve et les exercices de Yoga peuvent être là encore très efficaces, comme par exemple cet exercice de contraction-décontraction : allongée sur le dos, après une courte détente, la future maman va doucement contracter à chaque inspiration les orteils du pied droit, puis les décontracter à chaque expiration ; elle procédera de même avec les chevilles, les genoux, les cuisses, les fessiers, etc. Tout cela exécuté lentement, avec grande conscience. Rester ainsi au moins un quart d'heure avant de se relever. Le matin, également, il est bon de se lever le plus lentement possible ; la nuit, il est conseillé de dormir avec les pieds surélevés en plaçant par exemple un polochon entre le matelas et le sommier.

Les massages et l'application de crèmes spéciales pourront décongestionner, alléger et rafraîchir les jambes, tandis que rien ne devra entraver la circulation (bottes, etc.).

Certaines postures de Yoga (le diamant, le tailleur) assouplissent et défatiguent les jambes tandis que d'autres (le chat qui s'étire, la posture de l'accouchement...), activent la circulation sanguine et étirent les ischio-jambiers (voir chapitre « Les postures conseillées ».)

LES POSTURES CONSEILLÉES

ADAPTER LE YOGA
AUX BESOINS ET AUX POSSIBILITÉS DE CHACUNE

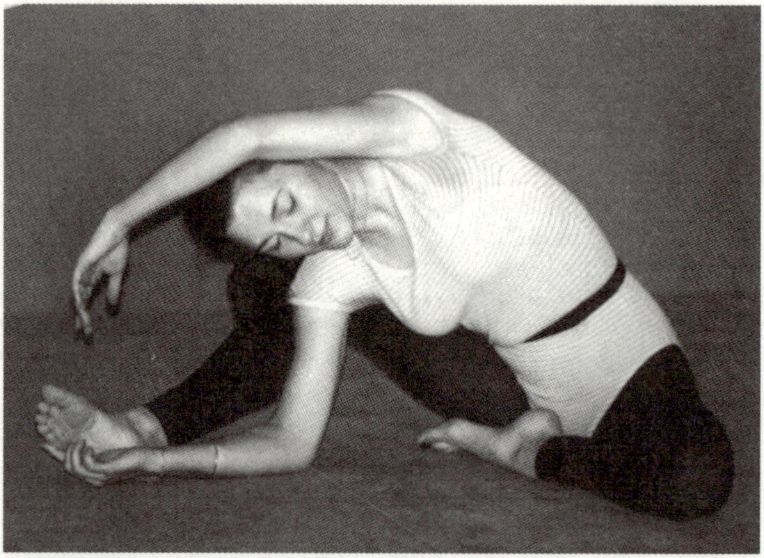

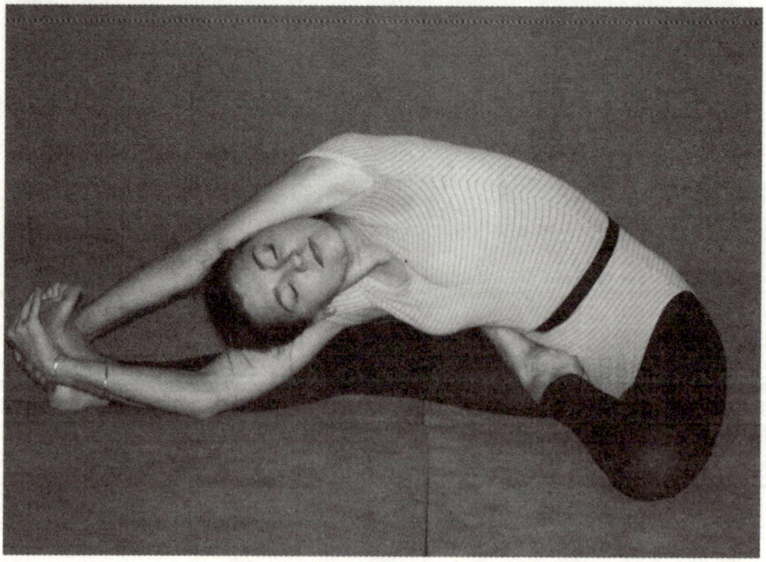

Ces deux photographies parlent d'elles-mêmes. La première montre la posture de la spirale ou prise en torsion en demi-lotus. La seconde montre cette même posture « adaptée » : adaptation par rapport aux aptitudes, aux besoins, aux années de pratique, à l'intérêt porté à telle ou telle facette du Yoga que l'adepte va approfondir. C'est cette progression pédagogique qui va permettre de « vivre » une posture et non la « faire », de ne pas entrer en compétition, d'améliorer, de mettre l'accent sur l'allongement de la respiration, les sensations, l'écoute...

Le Yoga est un système complet d'épanouissement personnel qui permet d'unifier les différents éléments qui constituent l'être humain : à savoir le corps, le mental, les plans spirituels, religieux et philosophiques. Comme tout système complet, et qui est de plus un « art du vivant », il ne peut être coupé en petites tranches au risque de ne voir que « par un petit bout de la lorgnette ». C'est la fameuse histoire de la rencontre entre un éléphant et trois aveugles : le premier prend la queue de l'éléphant et dit « Je sais maintenant à quoi ressemble un éléphant. » Le deuxième aveugle touche la trompe et le troisième une oreille. Tous les trois croient savoir ce qu'est un éléphant mais n'en ont perçu qu'une petite partie. Il en va de même pour le Yoga sur le plan pratique : le travail des postures ne peut être séparé de celui de la respiration, de la concentration et de l'attitude dans la vie quotidienne (*niyama* : les observances, discipline ; *yama* : comportement, essai de contrôle, de maîtrise).

TENTATIVE DE DÉFINITION D'UNE POSTURE

Une posture (*asana*) peut être définie comme étant une position corporelle vécue longtemps, dans l'immobilité, dans l'aisance (mais avec fermeté), la respiration étant tranquille, et l'attention focalisée (concentration) sur certains points précis (prise de conscience).

Chaque posture proposée en Yoga n'est (normalement) pas le fruit du hasard car elle doit s'inclure dans une structure, squelette de la séance : rythme respiratoire, préparation (prise de conscience, observation), choix de la ou des postures, contre-poses, exercices de concentration et relaxation en étant les différents éléments. Mais notre propos n'est pas ici de parler de la pédagogie du Yoga ni de la formation des enseignants et c'est pourquoi nous parlerons seulement de l'état d'esprit dans lequel il est bon de pratiquer.

AISANCE ET FERMETÉ

J'allais écrire « sans effort » mais ce terme sert trop souvent à certaines publicités qui font appel surtout à la paresse, qui ne demande qu'à augmenter son taux de présence !

L'aisance se situe surtout avant et pendant la posture qui permet souvent une élongation de muscles décontractés, le muscle pendant les exercices de Yoga devant être détendu, relâché tout en étant étiré. L'aisance va de pair avec la lenteur de l'exécution : l'étirement lent, progressif, continu, va reculer la limite d'élasticité du muscle.

La fermeté dans la pratique va pouvoir se développer par exemple en choisissant un nombre de respirations donné pour vivre la posture et s'y tenir. Ou bien, dans la construction d'un emploi du temps dans lequel sera inclus le temps réservé aux séances ou aux exercices de Yoga, en essayant de respecter ce programme volontaire. Cette fermeté n'exclut en aucune façon la douceur, qui s'accompagne même d'une grande relaxation dans l'exécution des gestes.

L'IMMOBILITÉ

Tout en veillant à la décontraction musculaire et à l'aisance, l'adepte du Yoga doit s'installer dans la posture dans une parfaite immobilité. Non seulement cela lui permettra de respirer plus calmement, mais surtout d'observer tous les éléments qui participent à la posture du Yoga : il est beaucoup plus facile d'observer dans l'immobilité que dans le mouvement, du moins pour des personnes peu habituées au travail corporel.

Mais l'immobilité dans la posture va permettre surtout aux muscles de se détendre pendant la phase d'étirement. L'immobilité favorise donc le relâchement et l'observation des sensations musculaires qui deviendra de plus en plus profonde, subtile au fur et à mesure de la pratique (conscience de pensées par exemple dans les postures de concentration).

LE TEMPS

Les tourbillons de la vie ordinaire où tout va vite, où le temps de chacun est compté, doivent cesser sur le tapis de Yoga. Arrivé dans la salle de Yoga, il faut déjà prendre le temps de se changer, de s'installer même si on est en retard de quelques minutes et que les autres pratiquants ont commencé leurs exercices préparatoires.

Mais la notion de temps intervient surtout pendant la séance de Yoga : s'installer lentement dans la posture ou effectuer lentement l'exercice conseillé ; vivre longtemps la posture de façon à bénéficier de tous les effets produits, s'installer confortablement dans la détente qui suit le travail postural. Selon les maîtres, les écoles, les courants, le temps est très variable et peut aller d'une à quinze, voire trente minutes dans une posture. Ce qui importe avant tout, c'est cette notion fondamentale qui caractérise le Yoga : vivre longtemps une posture dans l'immobilité.

LA RESPIRATION

Elle est malheureusement très courte et parfois saccadée chez la plupart de nos contemporains. Or c'est elle qui conditionne l'énergie vitale de tout individu ainsi que ses émotions. L'apprentissage d'une respiration ample, profonde, ne peut se faire en une séance et l'accent sera mis tout d'abord sur la connaissance des différentes respirations, abdominales, costales, claviculaires et respiration complète (dont nous reparlerons en détail dans le chapitre consacré à la respiration).

L'adepte devra donc essayer de s'installer dans la posture sans bloquer sa respiration, et de vivre sa posture avec une respiration « normale » sauf exercice spécifique donné par le professeur. Comme tout est lié dans la pratique du Yoga, s'il bloque sa respiration, il risque de créer des tensions (pas cependant chez les pratiquants expérimentés). Mais le ventre dur, la cage thoracique étriquée créent des obstacles à une bonne ventilation et c'est pourquoi la relaxation, les exercices respiratoires (mouvements des bras par exemple) et les postures ne pourront que favoriser le développement harmonieux de la respiration.

Enfin il faut concevoir la respiration comme un apport d'oxygène et un rejet de gaz carbonique mais aussi comme le véhicule privilégié de l'énergie cosmique pouvant être plus tard guidée, maîtrisée, grâce à des exercices spécifiques (*pranayama*).

LA CONCENTRATION

C'est un des traits fondamentaux de la pratique du Yoga, quelle que soit la forme adoptée (*bakti*, *mantra*, *hatha-yoga*). Se concentrer, c'est rassembler toutes ses facultés pour l'observation d'un objet unique. Ces centres d'observation sont les suivants : la concentration sur la technique correcte, sur la respiration, sur une prise de posture lente et uniforme, sur une immobilité détendue, sur la partie du corps sollicitée pendant le travail ; l'attention est aussi portée sur l'état dans lequel on se trouve avant la posture (détente, respiration...) et les sensations produites après le travail. On observera également son état d'être en début et en fin de séance ; habitude qui pourra être élargie à tout moment de la journée, avant, pendant et après tous les actes de la vie quotidienne.

LA PRISE DE CONSCIENCE

La plupart des civilisés n'habitent pas leur corps ou n'y prêtent intérêt que lorsqu'il donne des signes de fatigue, de maladie. Nous avons à notre disposition une merveilleuse mécanique vivante, le corps, et une sorte de projecteur dont nous pouvons intensifier à volonté l'amplitude : la conscience.

Grâce à la relaxation, on pourra déjà sentir davantage son corps puis observer par exemple les points de contact de ce corps avec le sol ou avec les vêtements. Petit à petit cette observation ira en s'affinant, qu'elle se fasse au niveau de la visualisation ou qu'elle soit de l'ordre de la sensation. Par le travail des postures, de contraction et décontraction, de mouvements spécifiques, l'adepte va prendre conscience des muscles et des ligaments. Il portera ensuite son attention sur la respiration qu'il allongera, approfondira. Enfin, il pourra plus tard prendre conscience de différents organes. Il est signalé que cette prise de conscience peut se faire à n'importe quel moment de la journée que ce soit chez soi ou au travail.

On ne peut définir ainsi en quelques lignes une posture, mais ces différents chapitres doivent aider la pratiquante à concevoir dans quel état d'esprit elle devra vivre les postures et exercices conseillés car le Yoga est surtout un état d'esprit dans la façon d'aborder le travail corporel, avec un renvoi permanent entre les réactions physiques et psychiques pour aboutir à une union totale.

QUE FAUT-IL PRÉPARER ?

Les adeptes du Yoga savent que c'est la globalité du corps qu'il faut entretenir, grâce notamment à un travail postural harmonieux. Bien sûr, lors de l'accouchement, ce seront des muscles et des organes particuliers qui entreront en jeu mais une conscience globale de son corps facilitera le travail, c'est-à-dire une harmonie, une unité entre le corps de chair, le mental et la respiration.

Pour les futures mamans qui abordent le Yoga pour la première fois, elles ne peuvent espérer remodeler leur corps le temps de la grossesse ; aussi pour qu'elles puissent bénéficier au maximum de leur séance il est souhaitable de travailler certains points particuliers pour l'acquisition d'une technique musculaire et respiratoire. C'est la méconnaissance du corps humain et de ses manifestations face à des situations différentes qui va créer l'angoisse. Le Yoga apprend non seulement à mieux se connaître mais aussi à adopter une attitude correcte par rapport à un événement donné. Les séances de Yoga sont donc un bon complément à la méthode dite psychoprophylactique qui donne des informations indispensables pour le bon déroulement de l'accouchement : ce qui se passe chez la femme pendant la grossesse, la constitution de l'appareil reproducteur, la connaissance de la maternité, de l'équipe médicale, et des cours de gymnastique médicale.

Le jour de la naissance, la future maman devra se laisser guider par son mécanisme corporel qu'elle connaîtra mieux et qu'elle pourra aider si elle sait l'écouter : contractions de plus en plus fortes de l'utérus, écartement des os du bassin, distension du vagin, aplatissement de la vulve, sécrétions grasses pour lubrifier le passage. Cette force de vie, la femme devra s'y abandonner, respecter son rythme, l'accompagner grâce au travail respiratoire.

Plus la préparation aura été faite tôt, correctement, systématiquement, plus, le jour de la naissance, la femme aura la sensation d'être un passage pour une nouvelle vie et non un ensemble d'obstacles qui la fera souffrir.

Que faut-il alors préparer ?

Il faudra porter une attention particulière sur :

— les sphincters vaginaux et anaux ;
— les muscles du ventre ;
— les muscles du dos ;
— les muscles du périnée ;
— les muscles des jambes ;
— le diaphragme ;
— la respiration.

Préparer signifie tonifier les muscles mais aussi savoir les détendre, les relaxer. Préparer le diaphragme et la respiration, c'est pouvoir les contrôler, les maîtriser dans le sens de s'en servir comme des amis tout en restant à l'écoute de leur rythme.

Se préparer psychologiquement est aussi important en évitant tout ce qui peut angoisser, entraîner des pensées négatives, causer des perturbations sur le plan alimentaire et hygiénique. Le Yoga, tant par les postures que par la forme d'esprit que sous-entend sa pratique, va permettre à la future maman de préparer tout son être d'une façon harmonieuse, efficace et lucide. Cependant des précautions d'ordre général sont à prendre et nous allons maintenant en évoquer quelques-unes.

LES PRÉCAUTIONS À PRENDRE

Une lame de rasoir considérée en soi n'est ni utile, ni inutile, ni dangereuse... Ce n'est qu'un morceau de métal, froid, rectangulaire. C'est la façon de l'utiliser qui va lui donner ses caractéristiques propres. Bien utilisée, elle va couper le poil, rendre la peau fine et agréable au toucher. Mal utilisée, elle risque de blesser la peau, de mal couper le poil et d'en dégoûter l'adepte. Mise entre les mains d'individus mal intentionnés, elle peut devenir très dangereuse et apporter de l'eau au moulin de ses détracteurs.

Il en est de même pour le Yoga sur le plan technique. Des enseignants (cependant pleins d'enthousiasme) peu ou mal formés enverront des adeptes chez le kinésithérapeute ou le médecin et on aura beau jeu ensuite de dire que le Yoga est une technique dangereuse.

Tout est donc dans l'art de la transmission de cette discipline millénaire et il est souvent nécessaire de décoder le message, donc d'adapter les différentes facettes de cette science selon les personnes auxquelles on s'adresse.

Même pour une adepte avancée, il est nécessaire d'être toujours très prudent dans sa pratique et de respecter quelques grandes règles de conduite :

— ténacité et persévérance dans une pratique régulière ;

— hygiène de vie (alimentaire, mentale...) pour le travail des postures dans le quotidien ;

— adapter sa séance en fonction de l'heure (matin ou soir, le choix des postures sera différent) ;

— choisir un endroit aéré, baigné d'une lumière tamisée dans un environnement calme et tranquille.

Une séance de Yoga bien menée doit entraîner une impression de calme, de sérénité, procurer une sensation de joie, de légèreté, un sentiment d'unité d'être.

Outre ces précautions d'ordre général, les futures mamans, dans leur pratique, devront particulièrement être vigilantes sur les points suivants :

— Des contre-indications spécifiques **peuvent l'empêcher de commencer la pratique du Yoga pendant la période de grossesse**. En dehors de cette période de sa vie, des recommandations particulières seront données pour chaque cas cité ; il s'agit de personnes souffrant d'hypertension, de troubles cardiaques, de diabète et celles présentant une tendance à la fausse couche. Des examens médicaux se révèlent alors nécessaires, examens qui ont lieu de toute façon dès que la grossesse est confirmée.

— La future maman ne fera pas prendre de risques au fœtus : en évitant les maladies contagieuses, les vaccins pendant la grossesse ainsi que certains médicaments pouvant être toxiques. Elle préviendra également le radiologue.

— Toutes les postures peuvent être pratiquées jusqu'à trois mois. Mais après, certaines sont prescrites de trois à six mois puis de six mois à la naissance. La femme reprendra sans risque les séances de Yoga environ un mois après l'accouchement. Elle pourra cependant vivre des exercices de respiration, de concentration et de relaxation ; ce sont les postures qui lui sont seulement déconseillées.

— Elle devra se servir de tous les supports possibles pour obtenir le maximum d'aisance : coussins sous la tête ou sous le dos, couverture...

— Elle se donnera les moyens pendant la séance, mais surtout pendant la vie quotidienne, d'éviter la cambrure excessive au niveau des lombaires et de placer son dos de façon à obtenir une sensation de verticalité.

— Elle pensera à allonger et à approfondir sa respiration le plus souvent possible et à chasser les pensées négatives.

Ces deux dernières recommandations pourront se réaliser grâce aux postures et exercices de Yoga mais aussi grâce à la natation (l'eau ne doit pas être trop froide) et à la marche, activités pendant lesquelles elle devra se concentrer sur le mouvement et la respiration.

LES POSTURES CONSEILLÉES DE LA CONCEPTION À TROIS MOIS DE GROSSESSE

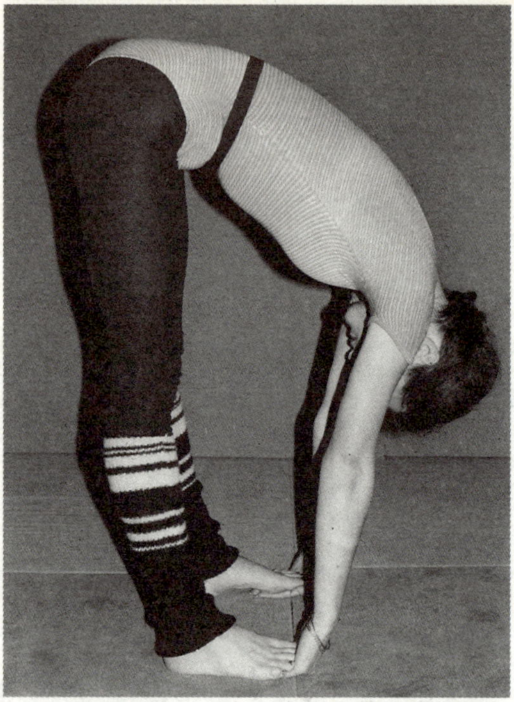

PADANGUSTHASANA OU *PADAHASTASANA* (LA PINCE DEBOUT)

Pada étant le pied, *angustha* le gros orteil, *padangusthasana* est une posture debout avec les gros orteils tenus ; alors que *hasta* signifiant main, *padahastasana* consiste à placer les pieds sur les mains.

Quelle que soit l'une des deux postures, le départ est le même : debout, les jambes écartées d'environ 30 centimètres, on se penche en avant en expirant, pour, selon les possibilités, saisir ou non les gros orteils, placer ou non les mains sous la plante des pieds. L'intérêt de ces postures réside dans l'étirement du dos à partir du bas de la colonne vertébrale, ainsi que celui des muscles postérieurs des jambes.

A l'inspiration, la tête se soulève, le dos se creuse, toute la poitrine s'ouvre, les omoplates se rapprochent l'une de l'autre.

A l'expiration, l'étirement est accentué en amenant la tête vers les genoux, comme si on voulait placer le menton sous eux. On peut donc travailler ces postures en dynamique, en harmonie avec la respiration, ou s'installer dans l'immobilité pour étirer les muscles concernés et permettre leur relâchement. Ces postures vont entraîner la tonicité des organes abdominaux, un replacement correct des disques vertébraux ; le système nerveux va être stimulé de par la sollicitation de la moelle épinière. La tête en bas permet également une stimulation des cellules cérébrales.

Sur la photo, la future maman travaille cette posture sans créer de tensions dans son corps, en étant relâchée au maximum, ce qui va faciliter une meilleure circulation sanguine et énergétique.

BHUJANGASANA (LE COBRA)

En position couchée sur le ventre, les pieds joints, le front est au sol, les bras sont pliés, et le bout des doigts près des épaules. C'est d'abord le menton qui se lève vers le ciel, lentement, puis l'étirement du haut de la colonne vertébrale continue, sans pousser sur les mains. Une fois ce dos étiré, vertèbre par vertèbre, on peut alors faire intervenir la poussée des mains puis des bras. La tête est, soit droite (regard droit, menton rentré dans la gorge), soit penchée le plus loin possible vers l'arrière. Les cuisses, fessiers, mollets sont relâchés, la respiration est lente et profonde (le nombril est sur le sol). Il ne faut dans cette posture absolument ni brutalité (dans sa prise, par exemple), ni apparition de douleurs.

Le cobra va permettre un massage interne de la région abdominale, une tonicité et une meilleure flexibilité de la colonne vertébrale.

Cette posture lutte contre la cyphose anormale, typique des personnes déprimées ou des vieillards, et, en position debout, va donc améliorer la verticalité de la stature.

La cage thoracique s'ouvre davantage, entraînant une meilleure respiration. Enfin, la région dorsale bénéficie d'une importante irrigation sanguine.

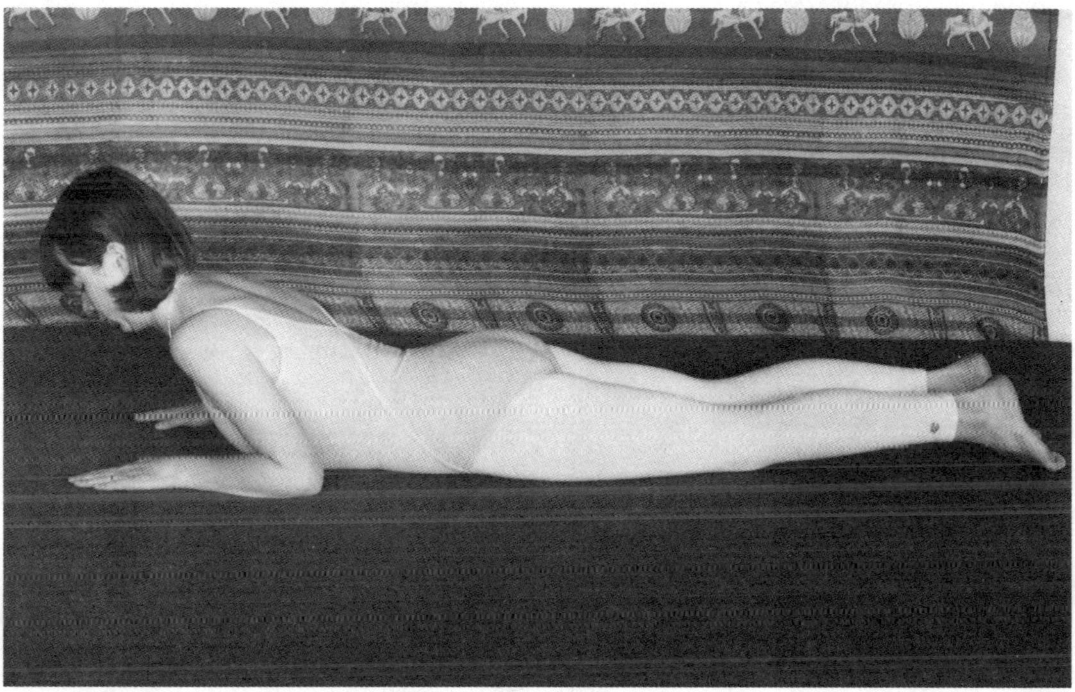

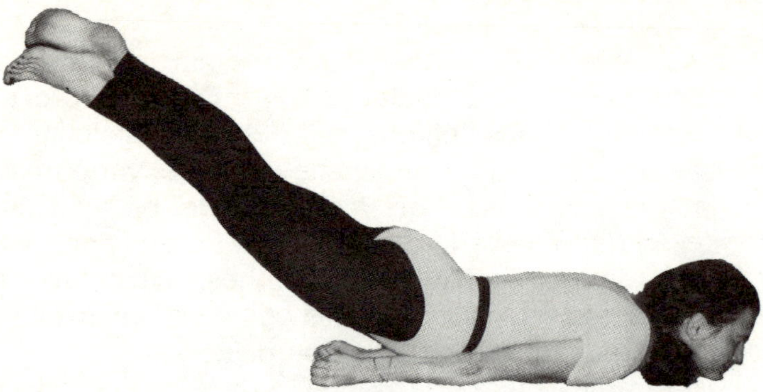

SHALABASANA (LA SAUTERELLE)

On peut préparer cette posture grâce à la demi-sauterelle ou simplement vivre celle-ci en cas de difficulté. Le départ est le même que pour la posture du cobra, mais les bras sont le long du tronc, les paumes à plat sur le sol, et le menton posé le plus loin possible vers l'avant. Il faut soulever une jambe en contractant progressivement le bas du dos, en évitant de soulever le bassin ou qu'il ne pivote. On effectue ce mouvement trois fois des deux côtés en harmonie avec la respiration. Dans la posture de la sauterelle, les deux jambes sont soulevées en même temps, les poings sont fermés et les bras sont placés sous le ventre (que, du dessus, on ne puisse les voir). On reste dans cette posture pendant plusieurs respirations tant qu'elle ne crée pas d'inconfort. (Les adeptes avancés bloquent cette respiration poumons pleins et soulèvent les jambes jusqu'à la verticale, le poids du corps ne reposant plus que sur la poitrine et les bras.)

Cette posture permet de tonifier la zone pelvienne et de fortifier l'ensemble du bassin. Elle a les mêmes effets que le cobra et entraîne une meilleure irrigation sanguine dans les jambes.

L'énergie est stimulée dans la région du bas-ventre et celle du plexus solaire.

En cas de gêne ou de difficultés, travailler uniquement cette posture de la demi-sauterelle :

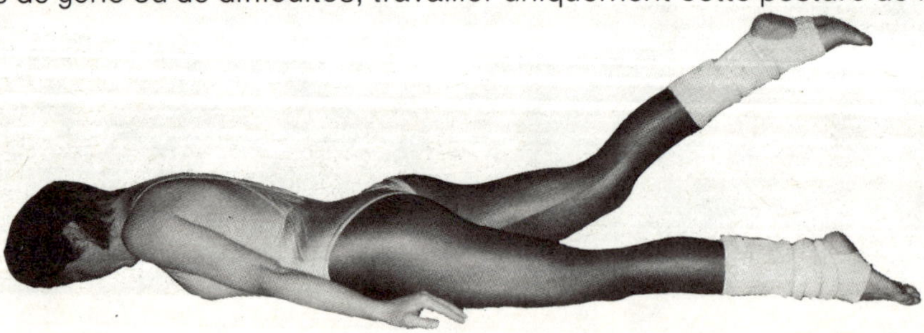

DHANURASANA (L'ARC)

Cette posture donne au corps la forme d'un arc, d'où son nom. En position couchée sur le ventre, bras le long du corps, le dos est décontracté. Le menton quittant le sol, les mains prennent les chevilles, les jambes sont écartées, (les orteils se touchent). Pendant la prise de la posture, seules les jambes sont actives ; les pieds s'élèvent vers l'arrière ; ils tirent les bras qui, comme des cordes, tirent eux-mêmes les épaules et installent le corps sur un seul point d'appui, l'épigastre (entre le sternum et le nombril).

Comme pour beaucoup de postures, en cas d'inconfort ou pour harmoniser son énergie (trop ou trop peu), l'arc peut être vécu soit en statique — dans ce cas on reste dans la position en respirant profondément (pour, dans le cas de cette posture, accentuer la pression intra-abdominale) — soit en dynamique — on s'installe dans la posture en inspirant, on revient s'allonger sur le sol en expirant (de même pour le cobra, la sauterelle...).

Toute la musculature dorsale doit être relâchée, les bras ne doivent pas être actifs ; il n'y a donc pas de contre-indications puisque seules les cuisses travaillent. Cette posture cumule les effets du cobra et de la sauterelle. Elle permet un massage et une tonicité de la masse abdominale, un étirement de la colonne ; elle a pour conséquence une meilleure élimination des toxines, les reins étant convenablement irrigués.

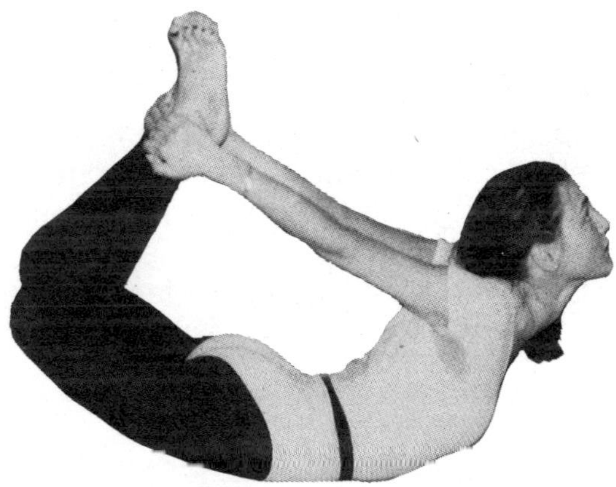

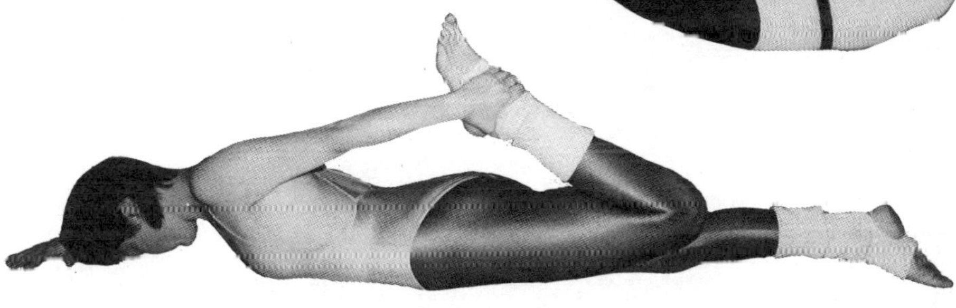

En cas de difficultés, travailler cette position du demi-arc :

SARVANGASANA OU *ARDHA-SARVANGASANA* (LA CHANDELLE OU LA DEMI-CHANDELLE)

Sarva signifie tout, tous. *Anga*, membres. *Sarvangasana* signifie donc posture de tous les membres ; elle est appelée aussi chandelle ou posture complète.

Au départ, on est couché sur le dos, les mains le long du corps, les paumes au sol. Les jambes sont amenées à la verticale, en les pliant, pour éviter une trop forte cambrure lombaire. En prenant appui avec les mains et les avant-bras, les pieds sont levés vers le ciel, les cuisses et les mollets détendus. Le corps est ainsi amené à la verticale et ne repose plus que sur les épaules et la nuque, les mains placées au niveau lombaire ou les bras allongés sur le sol (variante).

En cas de difficulté, le tronc fait un angle de 45 degrés avec le sol ou l'on place tout simplement un tapis roulé ou un coussin sous les lombaires (demi-chandelle). La demi-chandelle est pratique pour les personnes ayant la nuque trop raide, ou qui, le menton sur le sternum, auraient du mal à respirer. Il faut s'installer dans la posture le plus lentement possible en se concentrant sur le relâchement de tout le corps, sur la respiration et sur la région de la gorge. Pour le retour, il faut s'aider avec les paumes des mains qui permettront de redescendre doucement comme si on voulait poser chaque vertèbre une à une. On reste dans la position chandelle de quelques secondes (en cas de difficulté) à plusieurs minutes selon le temps dont on dispose. Il est d'ailleurs préférable de compter le nombre de respirations et de les augmenter à chaque séance (ce qui favorise également la concentration). Cette posture est contre-indiquée en cas d'angine, d'hyperthyroïdie, de sinusite, d'abcès dentaire. Par contre, ses effets sont très nombreux : ils favorisent la circulation nerveuse, soulagent les hémorroïdes, permettent une meilleure irrigation cérébrale, du visage et du cuir chevelu ; ils agissent directement sur la thyroïde (poids stabilisé, calme, assurance). La respiration devient automatiquement diaphragmatique avec toutes les conséquences heureuses que cela entraîne. Enfin, il y a inversion des courants ciel-terre, l'énergie ciel étant captée directement par la plante des pieds.

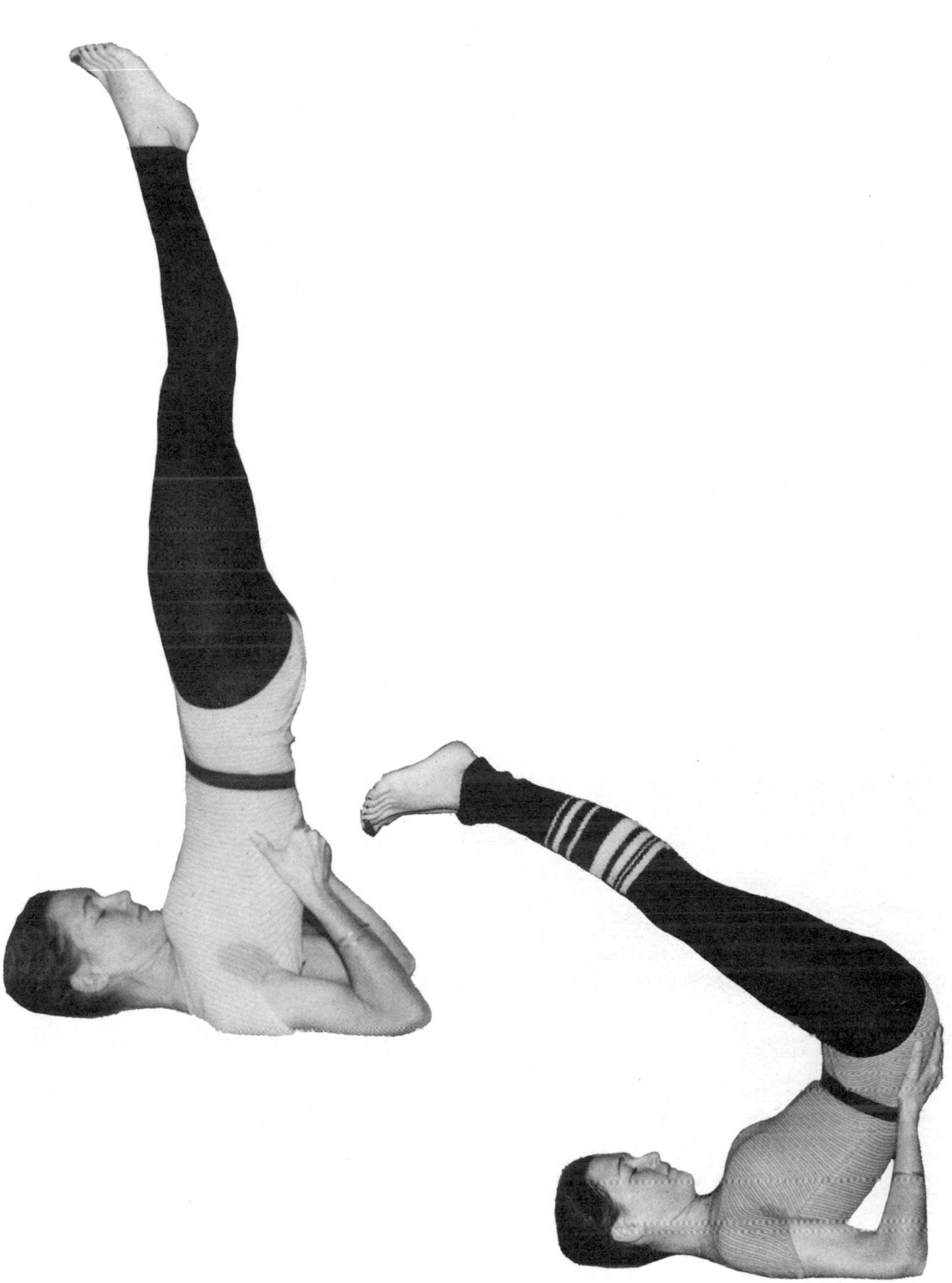

HALASANA (LA CHARRUE)

Le départ est le même que pour la chandelle, mais au lieu d'amener les pieds vers le ciel, on les laisse descendre vers le sol en amenant les cuisses vers la poitrine, les genoux frôlant le visage. Les orteils étant retournés, on éloigne ses pieds du visage de façon à accentuer la flexion arrière de la colonne vertébrale. Pour revenir, on laisse traîner les jambes derrière la tête, en s'aidant des paumes des mains qui appuient sur le sol. La respiration est normale. On peut aussi laisser tomber les genoux de chaque côté des oreilles pour étirer davantage la colonne et respirer automatiquement au niveau diaphragmatique. Comme pour tcutes les postures il ne faut absolument pas forcer et pour la charrue, ne pas chercher à poser les pieds sur le sol si cette compétition avec soi-même crée d'abominables douleurs au niveau du dos !

Comme pour la chandelle, le retour devra se faire le plus lentement possible (mêmes indications en ce qui concerne la durée de pose et les contre-indications : pas de charrue en cas d'hernie importante).

En plus des mêmes effets que dans la chandelle, cette posture va permettre à la colonne vertébrale de conserver sa souplesse et donc d'agir sur l'ensemble du système nerveux ; quant à la compression de la masse abdominale, elle va permettre un massage et une stimulation des organes (foie, intestins...).

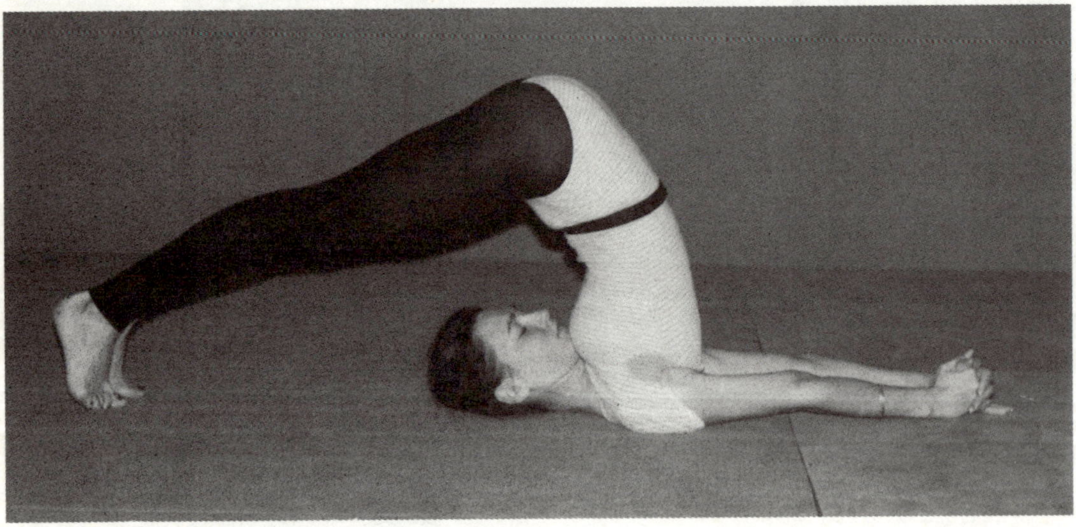

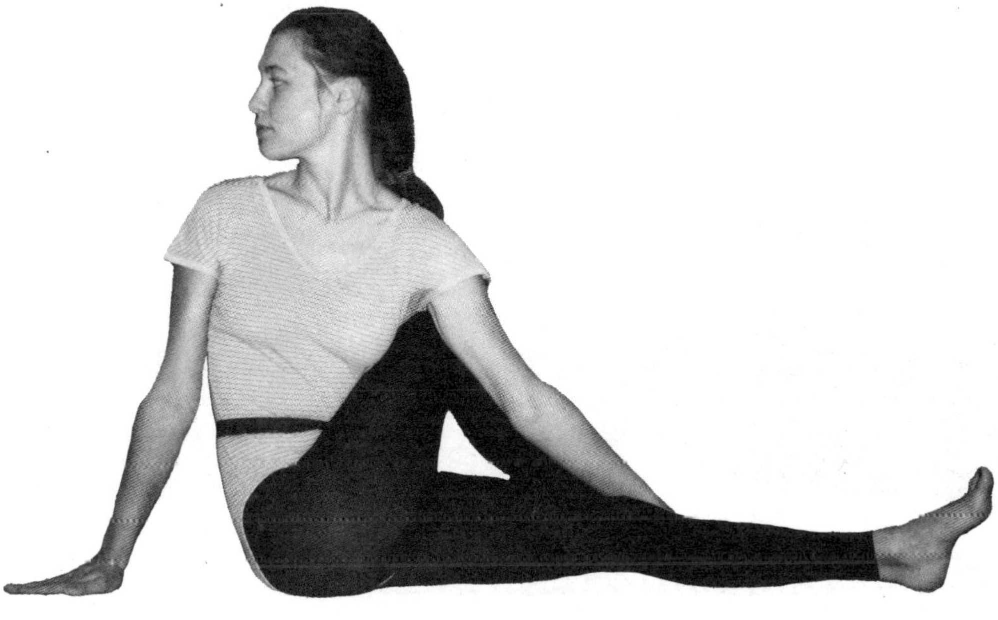

ARDHA-MATSYENDRASANA (LA DEMI-TORSION)

Ardha : demi, moitié. *Matsyendra :* nom de l'inventeur de la posture. C'est une demi-torsion.

Vous êtes assise sur le sol, les jambes allongées, les pieds joints. Vous pliez la jambe droite pour venir placer le pied droit près du genou gauche. Pour perfectionner cette posture, la jambe gauche n'est plus allongée mais pliée de façon à amener le talon gauche près du fessier droit. La main droite est placée derrière le fessier droit, les doigts dirigés vers l'arrière. En poussant sur la paume de cette main, vous pouvez ainsi redresser le dos (dans la posture de perfectionnement, le bras droit n'est plus allongé, paume sur le sol, mais est replié comme si la main droite voulait toucher la cuisse en enlaçant la taille).

La torsion se met en place sur l'expiration puis la respiration est normale en phase statique (10 à 15 respirations). La musculature du dos est relâchée, la concentration se porte sur la torsion de la colonne, du sacrum jusqu'au sommet du crâne. Les épaules ou les fesses ne doivent pas être soulevées.

La colonne est à la fois allongée et étirée grâce à cette posture. Elle permet de garder la mobilité de l'articulation entre la cinquième lombaire et le sacrum. Elle peut permettre de corriger les éventuelles déviations de la colonne. Elle comprime, moitié par moitié, la région abdominale qui est ainsi stimulée.

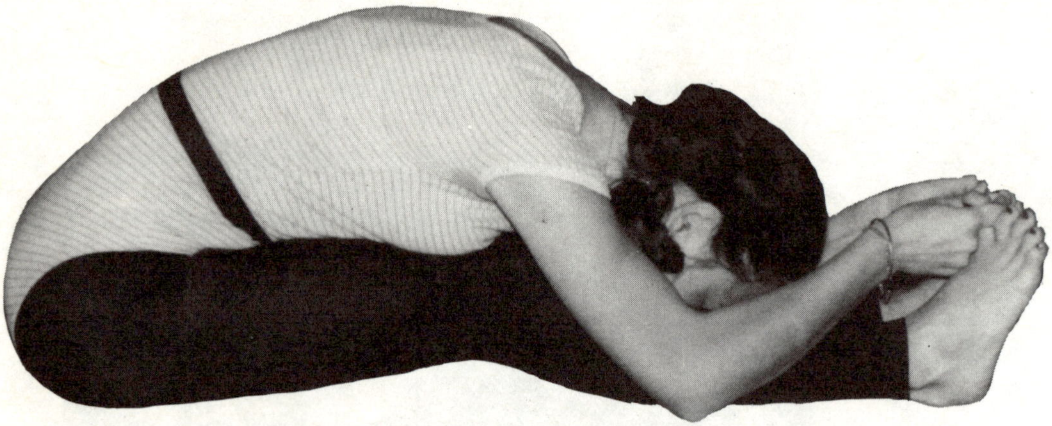

PASCHIMATANASANA (LA PINCE)

Pashima : postérieur, bas du dos ; signifie aussi « ouest ». *Tan :* étirement. *Paschimatanasana* signifie donc « montant vers l'ouest » en parlant de *sushumma* (canal principal d'énergie : voir chapitre « *Prana* et *pranayama* ») à travers laquelle l'énergie vitale monte vers le crâne.

Pour éviter les efforts abdominaux, la future maman s'installera en position assise, les jambes pliées. Le ventre étant collé aux cuisses, les mains se placeront sous les genoux ou sous les mollets. De ce fait, en tirant les mains vers les fessiers, en essayant d'allonger les jambes, tout en gardant le ventre sur les cuisses, c'est toute la colonne vertébrale qui va être étirée. La posture pourra être prise, en cas de grosses difficultés, en installant le tronc en flexion avant, tête relâchée, les paumes des mains tournées vers le ciel, les bras le long des jambes. Par contre, s'il n'y a aucun problème, ou pour les adeptes avancées, chaque orteil sera tenu entre le pouce et l'index et, en amenant les coudes au sol, ces orteils seront tirés vers le visage. Il faut éviter d'arrondir le dos mais sans le contracter. 10 à 15 respirations en statique permettent de bien relâcher ce dos, comme si on voulait respirer dans cette zone. Sur les expirations, les soupirs, on laisse tout le tronc s'étirer davantage ainsi que les muscles postérieurs des jambes. Pendant le retour, la colonne est déroulée le plus lentement possible (les mains glissent sous les cuisses, les jambes légèrement pliées).

La pince assouplit la colonne, irrigue la moelle épinière ; elle renforce la sangle abdominale et tonifie les viscères ; elle permet un étirement des muscles et ligaments du dessous des jambes ; réactive le péristaltisme intestinal, la circulation lymphatique et peut corriger les lordoses excessives.

BHEKASANA (LA POSTURE DE LA GRENOUILLE)

Ici, une variante.

En partant de la position assise, placer le talon gauche près du fessier gauche en pliant la jambe. La jambe droite est pliée de façon à amener la plante du pied vers le flanc droit. Pour cela, on plie le bras droit au niveau du coude et la paume de la main droite sur le cou-de-pied droit (en perfectionnement, les doigts de cette main droite seront dirigés vers les orteils et non vers la cheville de façon à exercer une pression plus importante). Peu à peu on va essayer d'amener le pied droit non pas sur la fesse droite mais à l'extérieur du tronc. On va surtout bien redresser la colonne vertébrale et ouvrir le thorax en orientant la poitrine vers l'avant, les reins étant alors légèrement creusés. On reste en respirant 10 à 15 fois de chaque côté. (La posture de la grenouille consiste à s'installer sur le ventre et les jambes pliées, à amener les pieds vers le sol de chaque côté des os iliaques.)

Dans cette posture, c'est toute la musculature de la colonne qui est sollicitée ainsi que les articulations sacro-iliaques et coxo-fémorales. Elle permet aussi d'assouplir les chevilles et les extenseurs des orteils. Quant à l'ouverture thoracique, elle favorise l'amplitude de la respiration et décongestionne la région du plexus solaire.

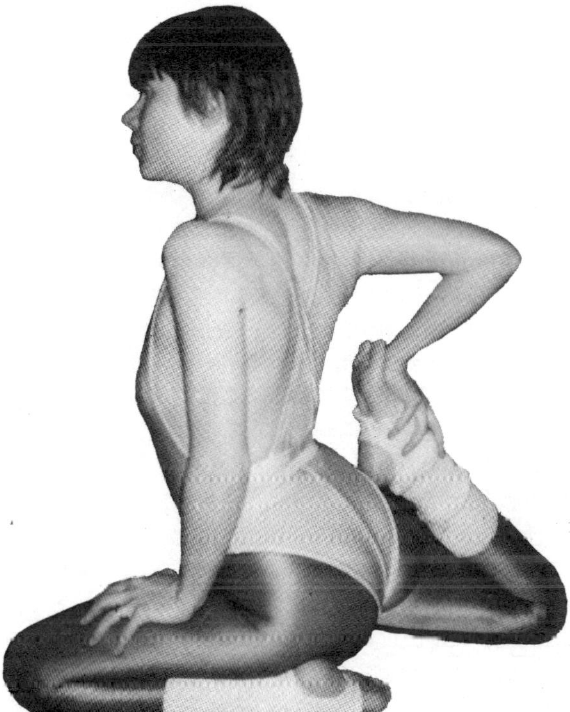

GOMUKHASANA (LA POSTURE DE LA TÊTE DE VACHE)

Se mettre en position assise. Les fessiers sont sur le sol et reposent entre les talons. Certains sujets, ne pouvant s'installer confortablement dans cette posture, s'asseoient alors sur un coussin, une couverture pliée ou leur tapis roulé.

Étirer le bras gauche vers le ciel puis le plier au niveau du coude de façon à venir saisir les doigts de la main droite, préalablement glissée entre les omoplates. En cas de difficulté (trop de tension, par exemple, dans toute la région des épaules), une ceinture servira de lien entre les deux mains.

Dans cette posture, les jambes étant pliées, les extenseurs des orteils vont travailler ainsi (éventuellement) que le dessus des cuisses ; les muscles supérieurs du dos vont être sollicités ainsi que les deltoïdes.

La position particulière des bras et des mains va entraîner le redressement de tout le dos et donc favoriser l'ouverture de la cage thoracique. Cette posture est alors particulièrement bien adaptée pour les futures mamans qui s'ouvriront au niveau de la ceinture scapulaire et pourront respirer pleinement dans la partie costale et sous-claviculaire.

LA TABLE RENVERSÉE

En position allongée sur le dos, menton légèrement rentré vers la gorge de manière à bien étirer les vertèbres cervicales. En harmonisant le mouvement des bras et des jambes, il va s'agir de les installer perpendiculairement au sol et parallèlement entre eux de façon à évoquer une sorte de table renversée. À l'expiration on plie la jambe droite, en amenant la cuisse vers le ventre ; à l'inspiration on tend cette jambe, talon vers le plafond, orteils vers le visage. Même principe respiratoire avec l'autre jambe, puis chaque bras. En position statique (6 à 15 respirations) on peut plier les jambes à chaque inspiration si la posture est trop difficile (ou ne travailler qu'une jambe à la fois). Par contre, si on est à l'aise, on peut davantage tendre les doigts des mains et des pieds vers le visage. Cette posture permet d'étirer toute la musculature postérieure des jambes ainsi que leurs ligaments. La colonne vertébrale est bien « étirée » (menton rentré, pubis vers le visage pour plaquer les lombaires sur le sol). Pendant la prise de la posture et durant la phase statique, les articulations des poignets, des chevilles et des genoux sont sollicitées. Comme dans la posture du lotus, les paumes des mains et les plantes des pieds sont en contact direct avec l'énergie-ciel, ce qui va harmoniser les énergies dans tout le corps. La position du cou et des cervicales va entraîner une action sur le plexus cervical et les nerfs cervicaux.

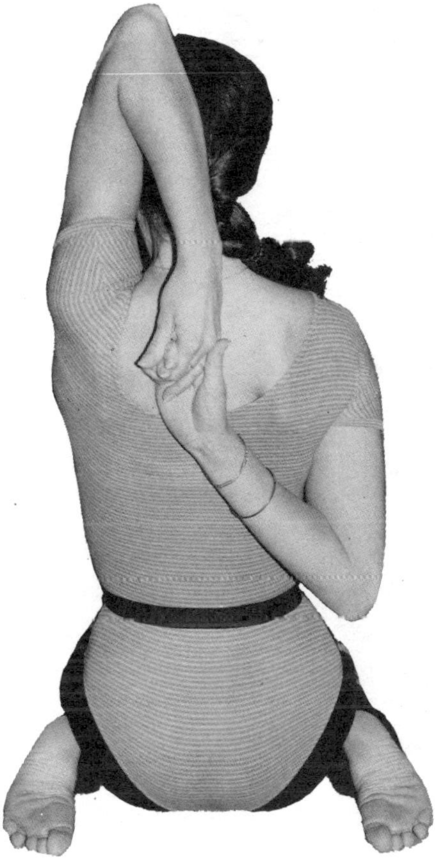

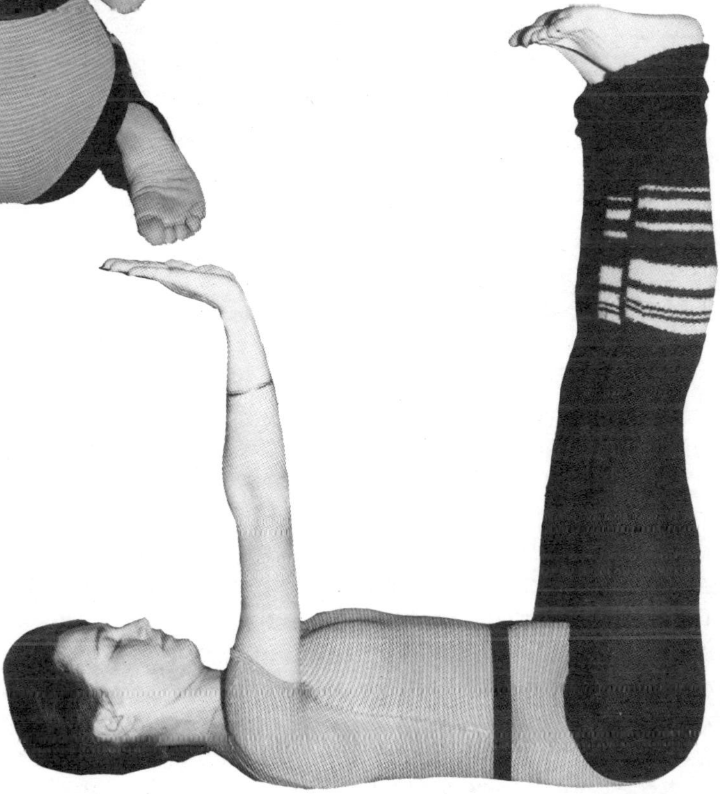

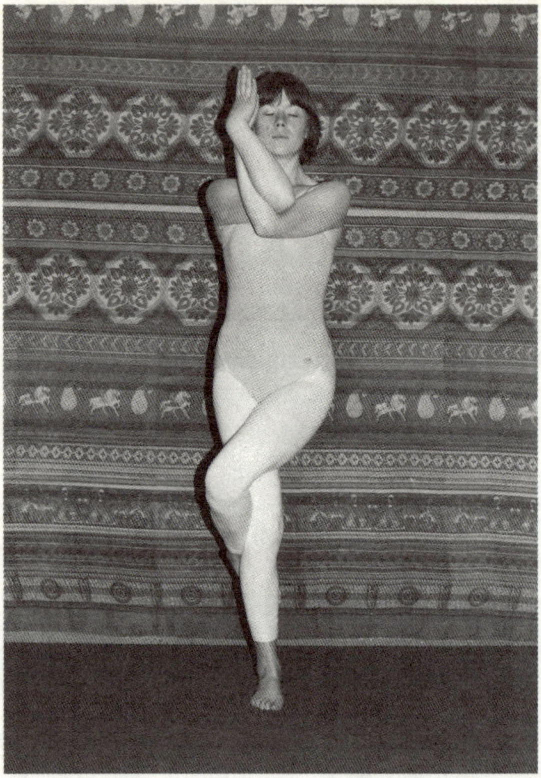

GARUDASANA (L'AIGLE)

En partant de la position debout, il faut plier la jambe droite pour ensuite y enrouler la jambe gauche (cuisse gauche sur cuisse droite, cou-de-pied gauche derrière le mollet droit). C'est une posture d'équilibre qui va nécessiter la fixité du regard sur un point ou une petite surface. Puis, les bras levés au niveau de la poitrine, le coude droit vient se placer sur le biceps gauche tandis que les avant-bras s'enroulent et que les paumes des mains s'unissent. Cette posture est maintenue quelques secondes en respirant profondément. Comme pour toutes les postures de torsion, il est intéressant (en s'allongeant par exemple) de prendre le temps de sentir les effets produits en comparant les deux côtés, droit et gauche, avant de s'installer dans la posture symétrique. Outre le travail d'équilibre et de concentration, vont être sollicitées les articulations des chevilles, genoux, ilio-fémorales, des coudes, des poignets... Les muscles des épaules, les ligaments postérieurs des jambes vont travailler ; la circulation sanguine dans les épaules et les jambes va être favorisée, ce qui entraînera, après le temps de pose, pendant la période de détente et d'écoute, une agréable sensation de relâchement et de chaleur.

SETU BHANDASANA (LE PONT EN TENSION)

Setu : pont; *bandha :* tension, contraction, blocage.

En position allongée sur le dos, jambes pliées, talons rapprochés le plus possible des fessiers de façon à pouvoir saisir les chevilles. Si cette prise n'est pas possible, il ne faut pas décoller les talons, mais vivre simplement la suite de l'exécution de cette posture. Les pieds étant écartés de la largeur du bassin, il faut pousser celui-ci vers le ciel. Le menton venant toucher le sternum, la respiration qui est longue et profonde va être automatiquement diaphragmatique.

Cette posture va fortifier toute la musculature du dos et, au retour, affermir sa décontraction automatique; elle est conseillée en fin de journée (« en avoir plein le dos », dit-on en langage populaire) et va favoriser la prise des postures de la pince et de la charrue, qui demandent une bonne disponibilité des muscles dorsaux et des ligaments intervertébraux.

Setu-bandhasana agit aussi au niveau de l'articulation coxo-fémorale. C'est cette articulation qui empêche les possibilités de déplacement, en outre, des personnes âgées (la marche et le vélo sont donc très bénéfiques pour sa mobilisation). Du fait de la position du menton sur le sternum, cette posture va avoir les mêmes effets au niveau de la thyroïde que ceux déjà cités pour *sarvangasana* (la chandelle). Enfin, il y a une action bénéfique sur tous les organes du petit bassin, du fait de la compression des racines nerveuses pendant la posture et la stimulation du parasympathique pelvien alliée à un afflux sanguin pendant la phase de détente.

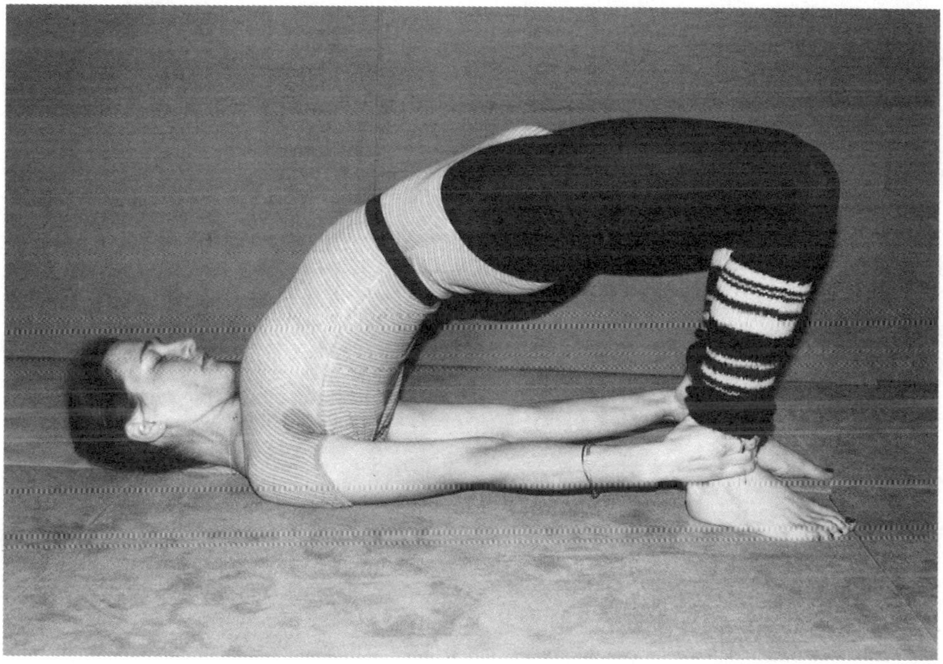

VIRASANA (LA POSTURE DU HÉROS)

La posture décrite ici en est une variante (la posture du héros se réalise en position assise, les talons de chaque côté des fesses, les genoux serrés ; voir chapitres « La concentration » et « La méditation »).

Dans cette posture, on s'assoit en pliant la jambe gauche, de façon à amener le talon gauche près de la fesse droite ; puis la jambe droite est pliée par-dessus, les deux genoux bien dans l'axe de la poitrine et les deux pieds sur une même ligne. Les deux mains seront placées sur le genou gauche (pour exercer une forte poussée, tendre les bras, de manière à étirer le dos, à ouvrir la poitrine, et à dégager la ceinture scapulaire).

La posture est maintenue durant 6 à 10 respirations complètes puis assurer une torsion de l'autre côté.

La torsion au niveau du bassin va faire travailler les articulations coxo-fémorales, activer la circulation sanguine et stimuler nerveusement la région pelvienne et génitale. Elle va avoir une action sur le nerf sciatique et favoriser le travail (sur le plan articulaire et musculaire) au niveau des genoux, des chevilles et des cous-de-pieds.

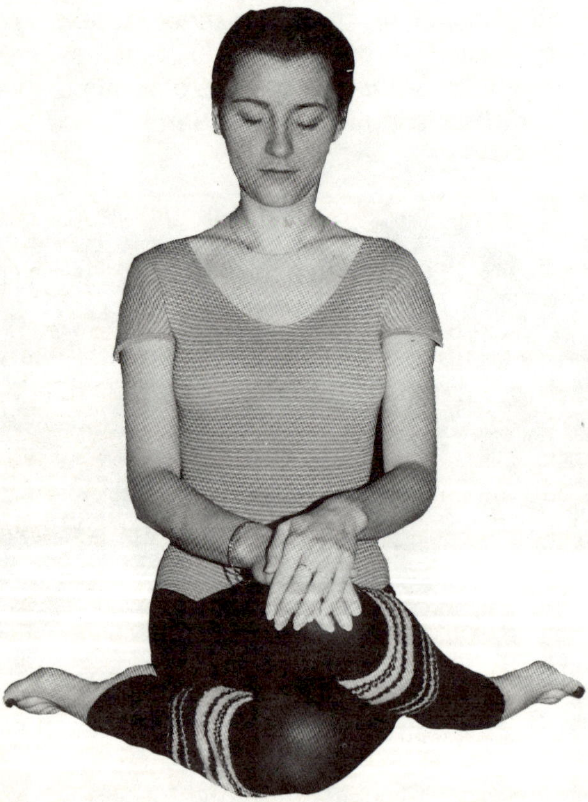

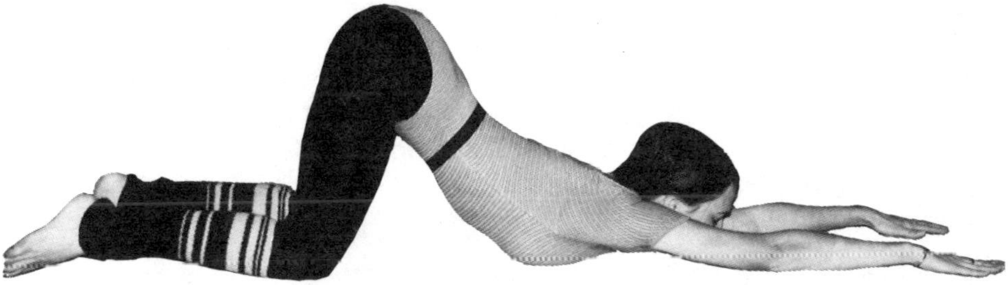

NIKUNJASANA (LA POSTURE DE LA TONNELLE).

Départ en position « à quatre pattes », les genoux légèrement écartés, les cuisses perpendiculaires au sol. Les fémurs restant dans cette position, les mains avancent tandis que le thorax est poussé vers le sol. Grâce à une respiration profonde, il faut détendre l'ensemble de la musculature du dos et particulièrement la région des omoplates. Cependant beaucoup de personnes ont tellement de tensions accumulées dans les épaules qu'elles auront beaucoup de mal à s'installer confortablement dans cette posture ; une préparation des deltoïdes et des trapèzes sera donc nécessaire grâce à des exercices de rotation ou de contraction-décontraction.

Cette posture permet un étirement important de toute la musculature de la partie haute du dos, du cou et peut corriger ainsi les cyphoses dorsales (anormales ou simplement dues à la fatigue). C'est aussi toute la zone nerveuse au niveau du sternum et du plexus solaire qui va être stimulée.

Selon les difficultés ou les facilités propres à chacune, une joue est posée sur le sol (étirement moindre des cervicales) ou au contraire c'est le menton que l'on pose, l'action sur les muscles du cou devenant alors plus importante.

LA POSTURE DU CHAT QUI S'ÉTIRE

Départ à « quatre pattes », les mains écartées de la largeur des épaules, les genoux séparés d'environ 30 centimètres. Sur une expiration forcée (modérément), sans bouger les cuisses qui sont perpendiculaires au sol, amener le front vers le genou de la jambe gauche pliée, le menton vers le sternum, en rentrant le ventre. À l'inspiration, creuser le dos, étirer la jambe gauche vers le ciel et vers l'arrière, la tête et le menton dirigés aussi vers le ciel ; bien pousser sur la paume des mains et relâcher la sangle abdominale. Postures à réaliser 2 ou 3 fois chacune en respirant de plus en plus profondément.

Grâce à cet exercice, c'est la respiration diaphragmatique qui va être favorisée, la colonne vertébrale assouplie, les muscles des jambes et du dos étirés.

Tant que la future maman est à l'aise pour cette posture, elle pourra la réaliser. Elle s'arrêtera d'elle-même le jour où elle sera trop gênée par son ventre et la non-mobilité du diaphragme.

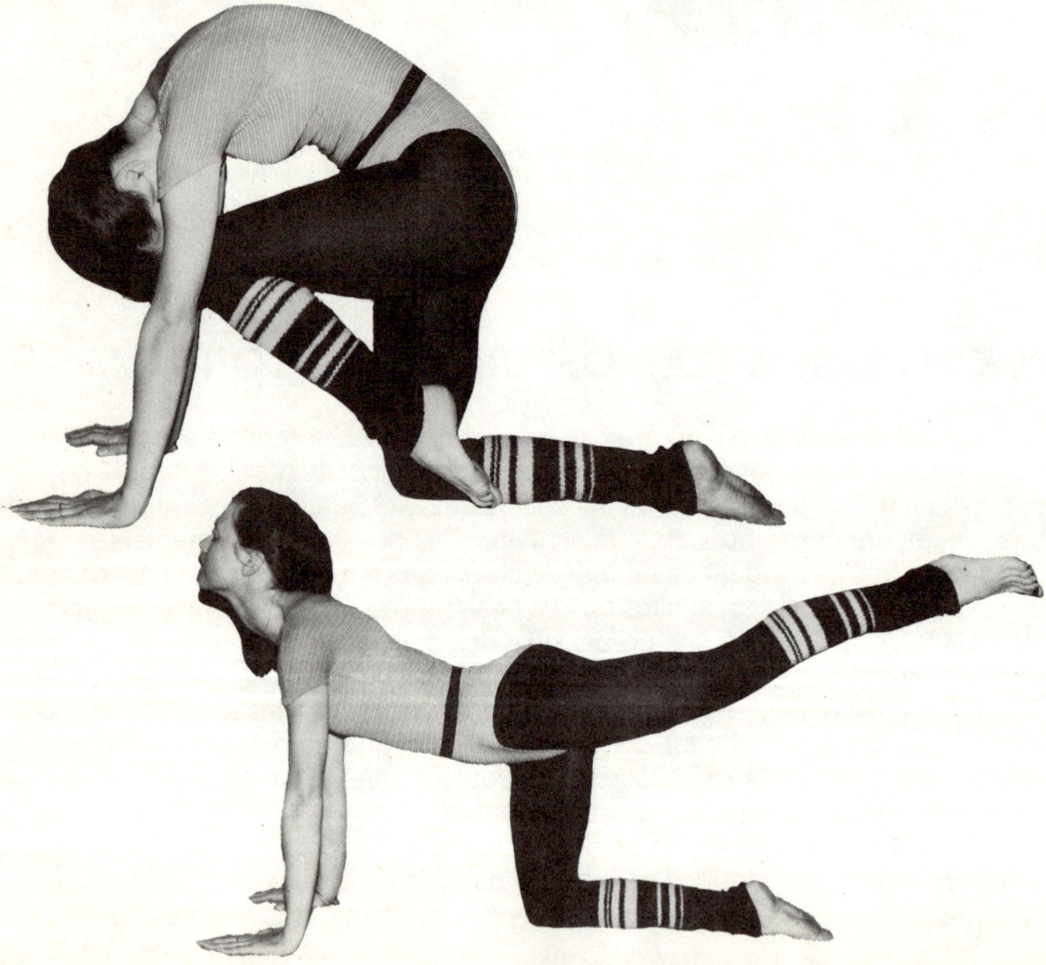

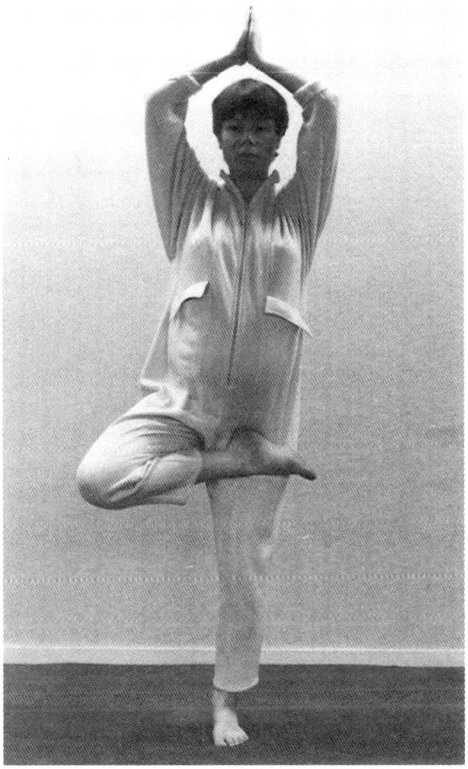

VRKSASANA (LA POSTURE DE L'ARBRE)

Elle pourra être vécue pendant toute la période de grossesse sans problème.

Debout, tout le poids du corps est placé sur un seul pied. Bien sentir et relâcher la plante de ce pied ; respirer calmement.

Il faut fixer un point sur le sol ou loin devant soi.

Le pied demeuré libre est placé sur la partie intérieure de la cuisse formant pilier, soit en demi-lotus, soit le talon le plus proche possible du périnée. Bien élargir comme un compas le mouvement de la hanche pour la jambe restée pliée. Les paumes des mains jointes viennent se placer au-dessus de la tête, les coudes bien ouverts comme si l'on voulait se rapprocher les omoplates (en cas de difficulté, les mains seront placées tout simplement paume contre paume devant la poitrine). Pendant toute la posture, la respiration est complète, calme et tranquille. Même principe ensuite de l'autre côté. On restera dans cette posture tant que la respiration sera aisée.

La concentration est améliorée, ainsi que le sens de l'équilibre.

Cette posture permet un travail d'ouverture au niveau des hanches, des épaules et de la poitrine.

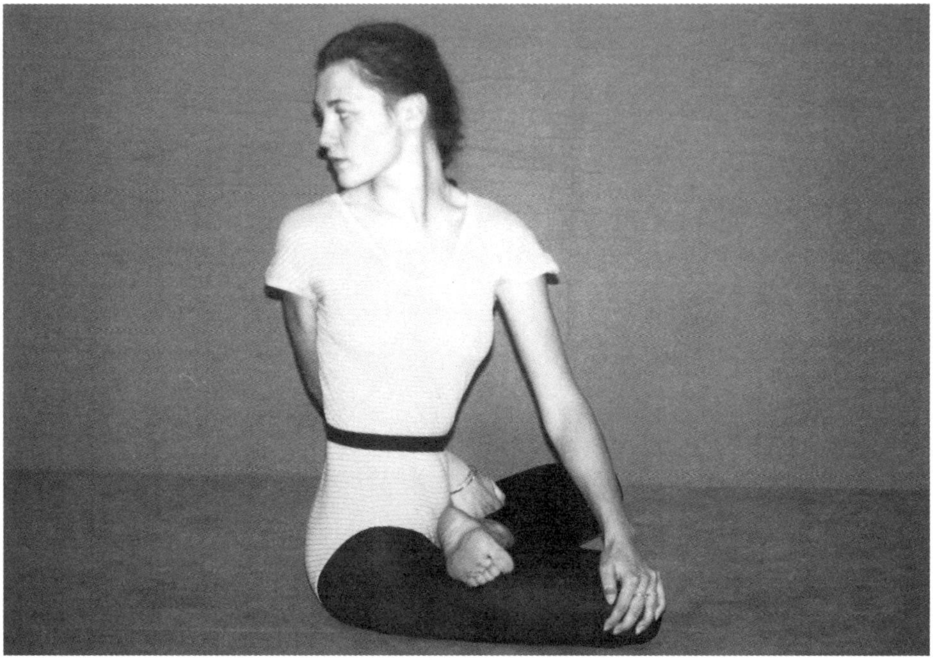

TORSION EN LOTUS

Cette posture ne peut être réalisée que par des adeptes pouvant déjà s'y installer ainsi que dans celle du lotus. (Voir chapitres « La concentration » et « La méditation ».)

Cependant, elle peut être vécue simplement en tailleur, les fessiers installés sur un coussin.

En position assise, il faut d'abord bien redresser le dos. La torsion va s'effectuer sur l'ensemble de la colonne vertébrale et les vertèbres devront donc être bien « empilées » et c'est tout l'ensemble tête-tronc qui devra vivre la rotation. Il faut aller chercher ensuite les orteils du pied droit en pliant le bras droit derrière le dos, la main gauche enveloppant le genou gauche. On se forcera à regarder le plus loin possible vers l'arrière, en entraînant ainsi une torsion maximum et une ouverture de tout le flanc droit (bien dégager l'épaule droite) pendant 6 ou 10 respirations profondes (même principe de l'autre côté).

Outre les effets du lotus, cette posture va avoir une action sur toute la musculature du dos ; elle va favoriser la ventilation costale et éventuellement remettre bien en place l'axe vertébral.

LES POSTURES CONSEILLÉES ENTRE TROIS ET SIX MOIS

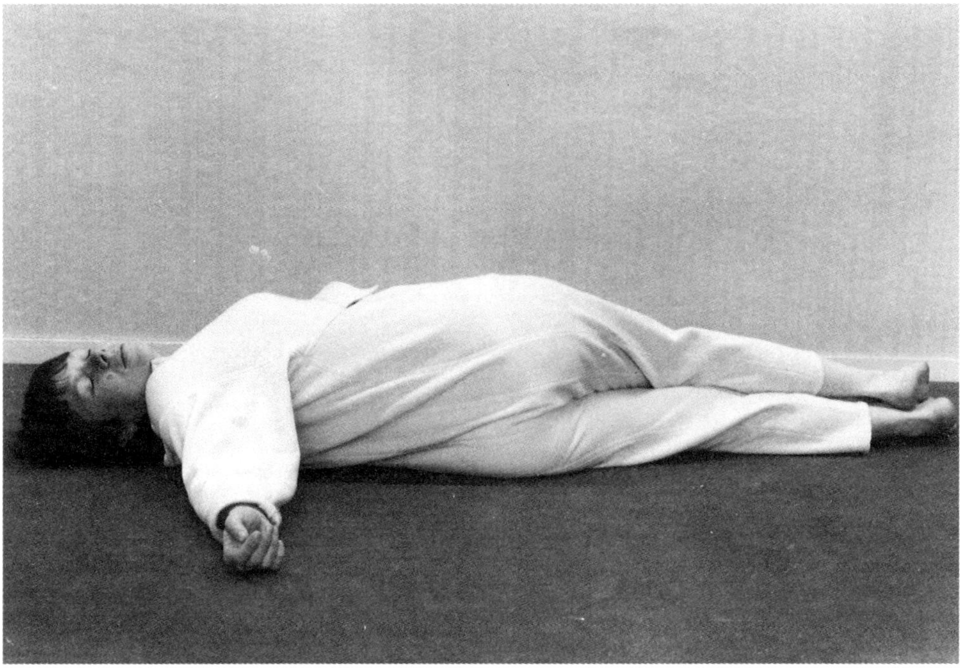

TORSION AU SOL

S'allonger sur le dos, bras en croix, jambes étendues. La future maman soulèvera la tête pour la reposer sur le côté droit comme si elle voulait que la joue droite touche le sol. Puis elle roulera doucement sur le flanc gauche les jambes allongées l'une sur l'autre, en poussant le ventre vers le sol. Cette torsion se réalise à l'inspiration, tandis que sur une expiration elle reviendra tranquillement en position de départ. Elle vivra la torsion de la même façon de l'autre côté. En cas de difficulté ou simplement d'inconfort, les jambes seront davantage pliées et la tête ne bougera pas pendant la torsion. Cette posture est maintenue durant 5 à 6 respirations profondes ou vécue en dynamique 3 à 4 fois de chaque côté, alternativement. Elle va favoriser la torsion de la musculature du dos, du fessier jusqu'aux sterno-mastoïdiens. Elle agit aussi au niveau des intestins et favorise ainsi le transit intestinal.

MAHAMUDRA (LE GRAND GESTE)

Maha : grand, noble. *Mudra :* sceau (qui scelle, qui verrouille).

S'asseoir sur le sol, jambe pliée en demi-lotus (ou simplement le cou-de-pied en contact avec le sol, le talon rapproché le plus possible du périnée) ; l'autre jambe est allongée ou pliée car il faut saisir le gros orteil avec les pouces et les index. La tête est inclinée de façon à poser le menton dans le creux formé par les clavicules et le sternum. La colonne bien étirée sur une inspiration, l'abdomen est contracté (de l'anus jusqu'au diaphragme) et aspiré vers le haut et vers la colonne vertébrale. La posture est tenue avec l'inspiration (non forcée).

Cette posture va pouvoir être adaptée : les orteils ne seront pas saisis et la future maman laissera retomber sa tête ; quant à la respiration, elle ne sera pas bloquée poumons pleins mais sera complète (6 à 10 respirations de chaque côté). L'étirement du dos sera moindre, mais le poids du tronc à lui seul permettra de faire travailler la colonne vertébrale.

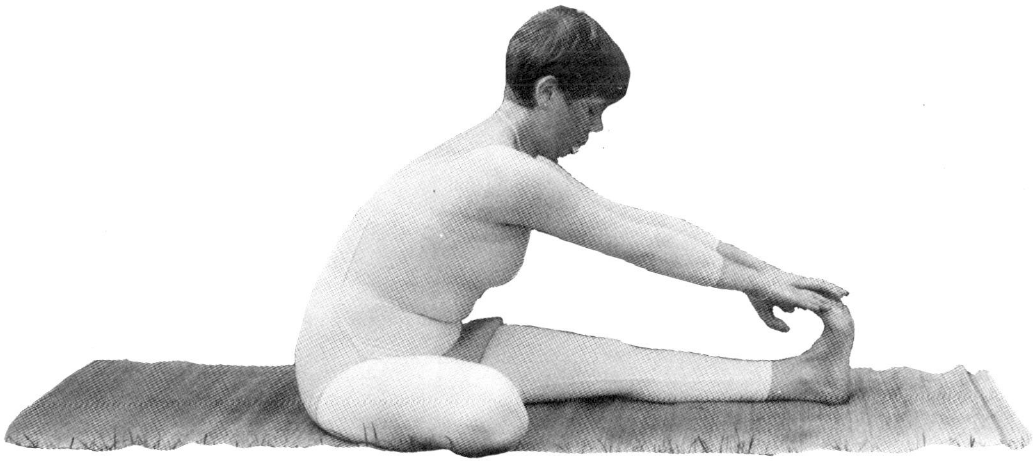

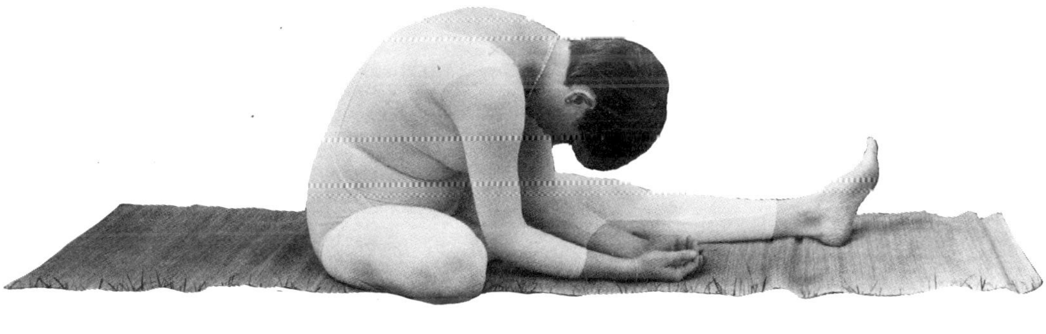

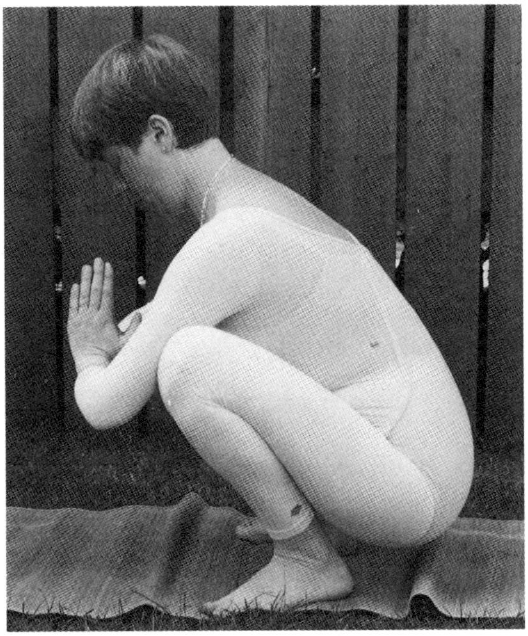

LA POSTURE ARABE

Appelée aussi posture de l'embryon ou *malasana* (posture de la guirlande).

Il faut pouvoir s'accroupir les pieds joints, en gardant les talons au sol, pour que la plante des pieds soit en contact avec lui. Puis les genoux seront écartés pour que le tronc puisse avancer. Pour les sujets ayant des difficultés à garder les talons au sol, on utilise une couverture pliée, un coussin, des serviettes enroulées que l'on placera dessous.

Les mains en prière indienne, on redresse toute la colonne vertébrale à la fois pour l'étirer et pour ouvrir toute la cage thoracique. Cette posture accroupie peut être choisie comme position d'accouchement (l'action de la pesanteur favorisant la descente du bébé). Mais du fait de notre mode de vie, les muscles postérieurs des jambes ne travaillent pratiquement plus en flexion (position qui jadis était usitée dans les toilettes « à la turque »). Il faut donc s'y installer le plus souvent possible car elle fait travailler les articulations des chevilles, des genoux, permettant un étirement du bas du dos qui fait tant souffrir nos contemporains. La future maman peut aussi se concentrer, dans cette posture, sur le relâchement de la région du périnée et des adducteurs. En cas de difficulté, elle peut laisser tomber la tête et laisser s'arrondir son dos, les mains enlaçant alors les genoux.

ANJANEY ASANA (LA FENTE) OU *ARDHA BHUJANGASANA* (LE DEMI-COBRA)

Partir de la position à genoux. Le pied droit (par exemple) doit être placé devant soi, bien à plat et de façon à ce que le tibia soit perpendiculaire au sol. Quant à la jambe gauche, elle sera placée de manière à ce que, pendant la posture, la future maman sente bien un étirement au-dessus de la cuisse gauche. (Normalement, dans cette posture, les orteils du pied gauche sont retournés pour étirer les muscles au maximum, mais il faut adapter les indications en fonction des difficultés du moment.) Les mains jointes se placent sur le genou droit. Le bassin est solidement maintenu grâce à la fermeté de la sangle abdominale et de la région lombaire. La future maman portera alors tout le poids de son corps vers l'avant, sans se pencher, mais au contraire, en étirant bien sa colonne vers le ciel, comme dans le cobra. Il faut s'installer doucement dans cette posture car il se peut qu'il y ait trop de contraction musculaire dans la cuisse gauche. Lorsque les orteils du pied gauche sont retournés, il suffit donc de soulever le genou gauche du sol, sans modifier la position du bassin. La posture est, dans ce cas-là, plus intense pour le travail des cuisses. Pour intensifier le travail d'étirement, les bras seront tendus, la poitrine beaucoup plus ouverte vers l'avant. La future maman vivra cette posture de chaque côté environ une minute, en respirant profondément.

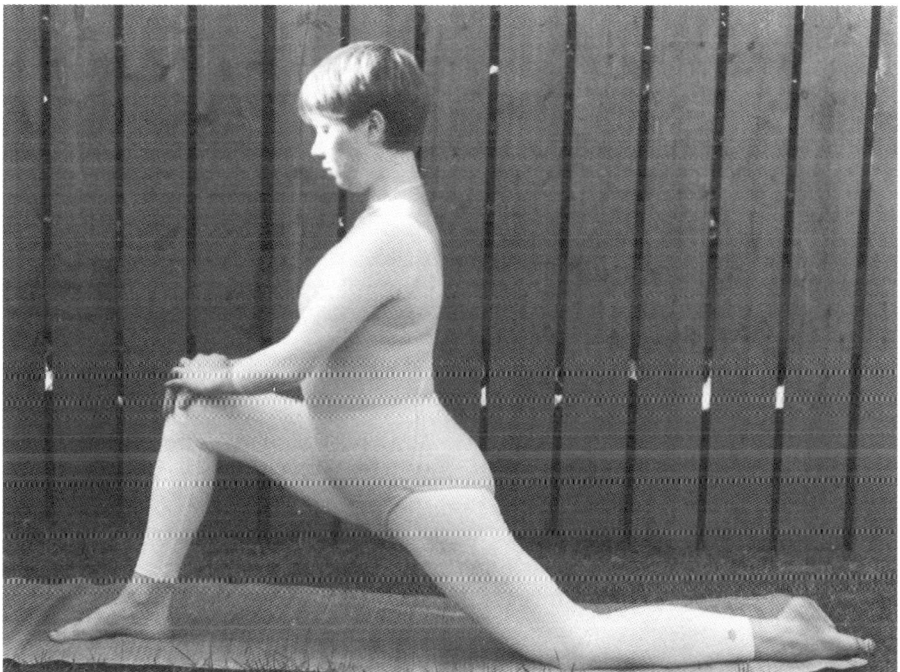

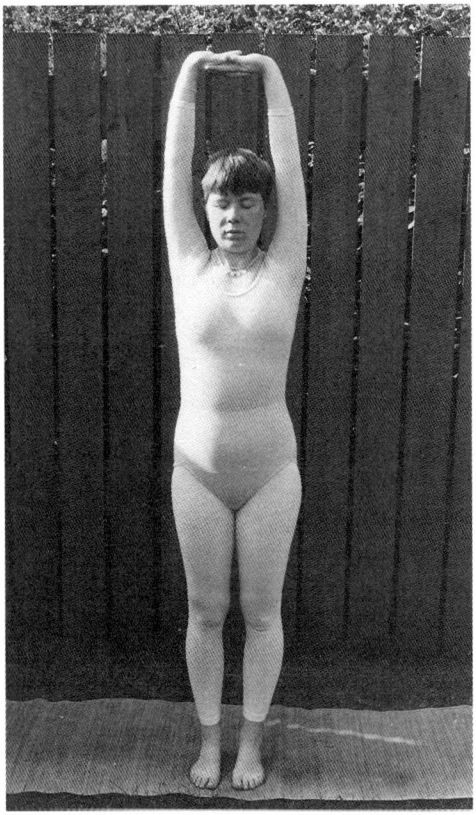

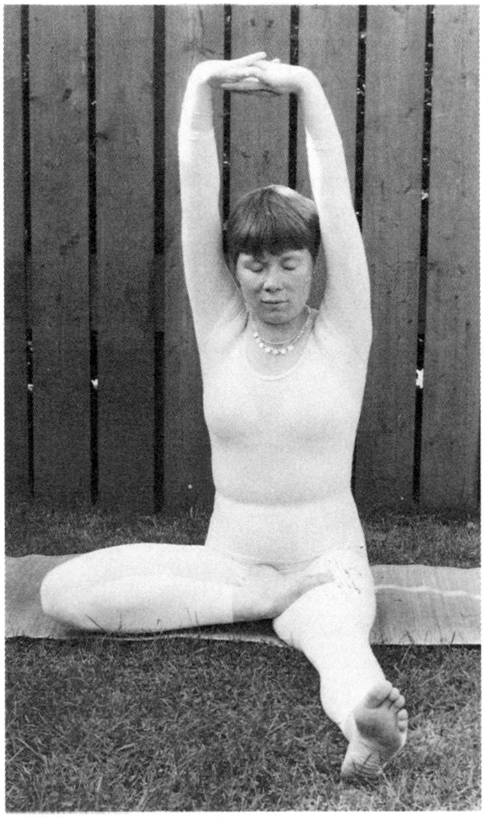

PARVATASANA (LA POSTURE DE LA MONTAGNE)

Au départ, plusieurs possibilités s'offrent à la future maman : debout, assise, les jambes allongées (ou en tailleur, le fessier sur un coussin). En position assise, elle pourra, en outre, s'installer en demi-lotus pour détendre et étirer la petite musculature et les ligaments du cou-de-pied, faire travailler l'articulation coxo-fémorale.

Quelle que soit la position de départ, l'important, dans cette posture, sera (les doigts croisés, les paumes dirigées vers le ciel) d'étirer toute la musculature du dos et de la détendre, sur l'expiration et en y portant son attention. La cage thoracique ainsi pleinement ouverte, la région abdominale retrouve sa place correcte ; le menton, légèrement rentré, permet d'étirer les cervicales et de les placer dans l'axe de la colonne vertébrale ; le pubis doit être dirigé vers le visage pour diminuer la cambrure (d'où l'intérêt de s'installer sur un coussin ou une couverture en position assise).

5 à 10 respirations complètes dans cette posture suffiront, la musculature et les articulations au niveau des épaules étant également sollicitées.

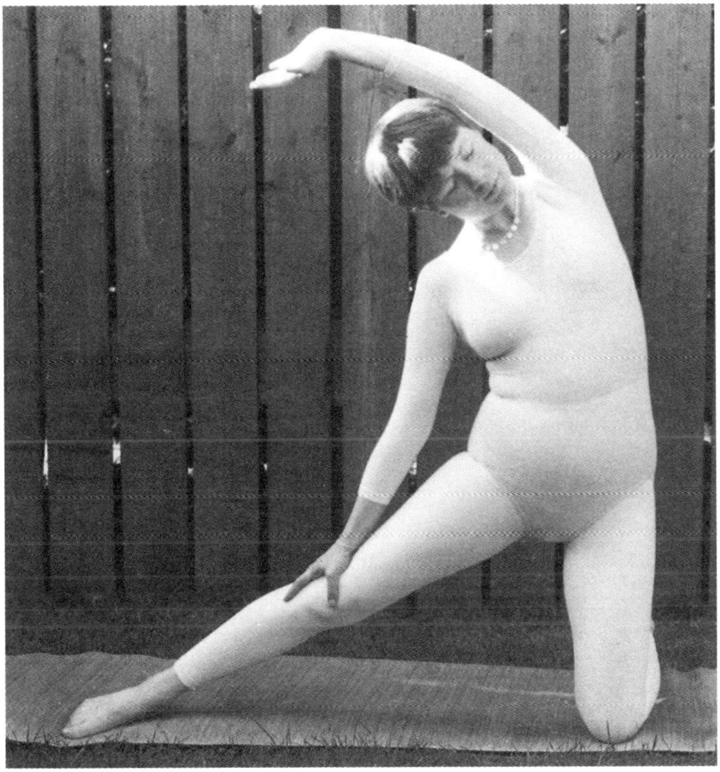

CHANDRASANA (LA POSTURE DE LA DEMI-LUNE)

Au départ, s'agenouiller. Une jambe est placée latéralement, le bassin et les hanches étant sur un même plan. Pour s'installer dans la posture, il suffit de lever un bras (en étirant bien tout le flanc) et de placer la main du bras opposé sur la jambe allongée. On laisse ensuite s'incliner la tête, qui, grâce à son poids, va permettre un étirement de la musculature du cou et des épaules (trapèze et sterno-cléïdo-mastoïdien). Le poids du bras arrondi, quant à lui, va favoriser l'ouverture costale ; peu à peu, on laisse se plier la colonne vertébrale, tout en parcourant mentalement le flanc ainsi ouvert.

Il est très important, dès le départ de la posture, et pendant toute son exécution, de garder le fémur de la jambe agenouillée perpendiculaire au sol et de ne pas laisser le bassin pivoter.

Dans cette posture, les muscles d'un flanc sont étirés tandis qu'une moitié de la cage est bien ouverte ; dans le même temps, c'est l'inverse qui se produit du côté opposé. Cette alternance, ouverture-compression, entraîne une meilleure ventilation, consciente, et une vascularisation en profondeur des muscles.

LES POSTURES CONSEILLÉES ENTRE SIX MOIS ET L'ACCOUCHEMENT

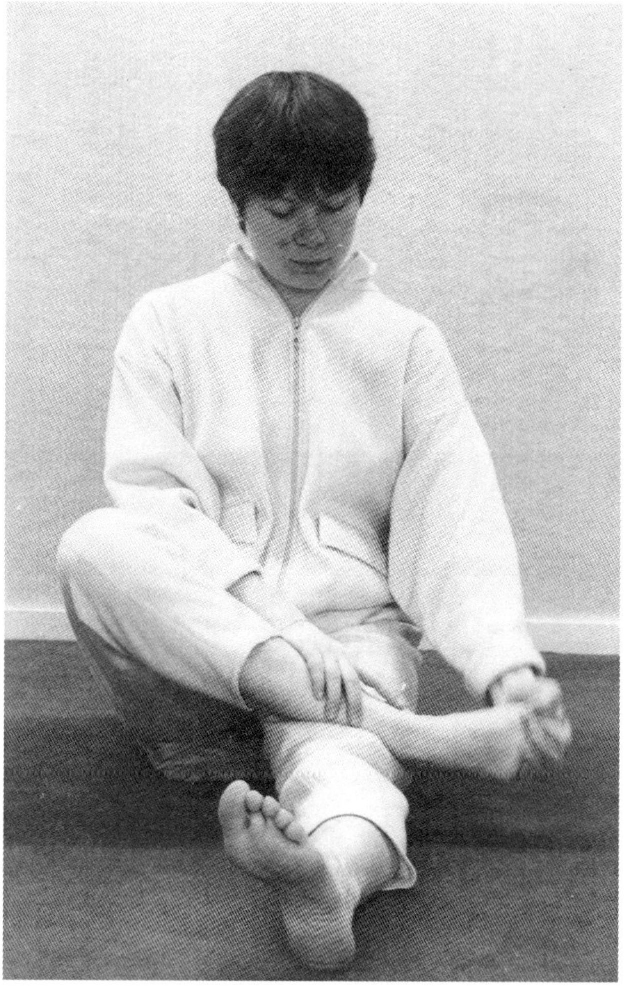

TRAVAIL DES ARTICULATIONS

Pour faire travailler au niveau de la cheville : plier la jambe droite, maintenir la région du tibia et, en saisissant les orteils du pied droit à pleine main, effectuer des rotations avec le pied dans les deux sens. Ce même principe s'effectuera au niveau des poignets, des coudes, et du cou. Puis avec un mouvement giratoire de la tête, des genoux et de chaque orteil.

On dessinera aussi de grands cercles avec le bassin, genre « danse du ventre ».

ARDHA STAMBHA ASANA
(POSTURE DU PIEU OU DE LA TABLE RENVERSÉE)

Travail au niveau de l'articulation du genou et de l'articulation coxo-fémorale : pour étirer les muscles et les ligaments des jambes, en douceur, reprendre la posture de la table renversée, mais en ne travaillant qu'une jambe à la fois (jambe pliée à l'inspiration, étirée à l'expiration, orteils pointés vers le sternum).

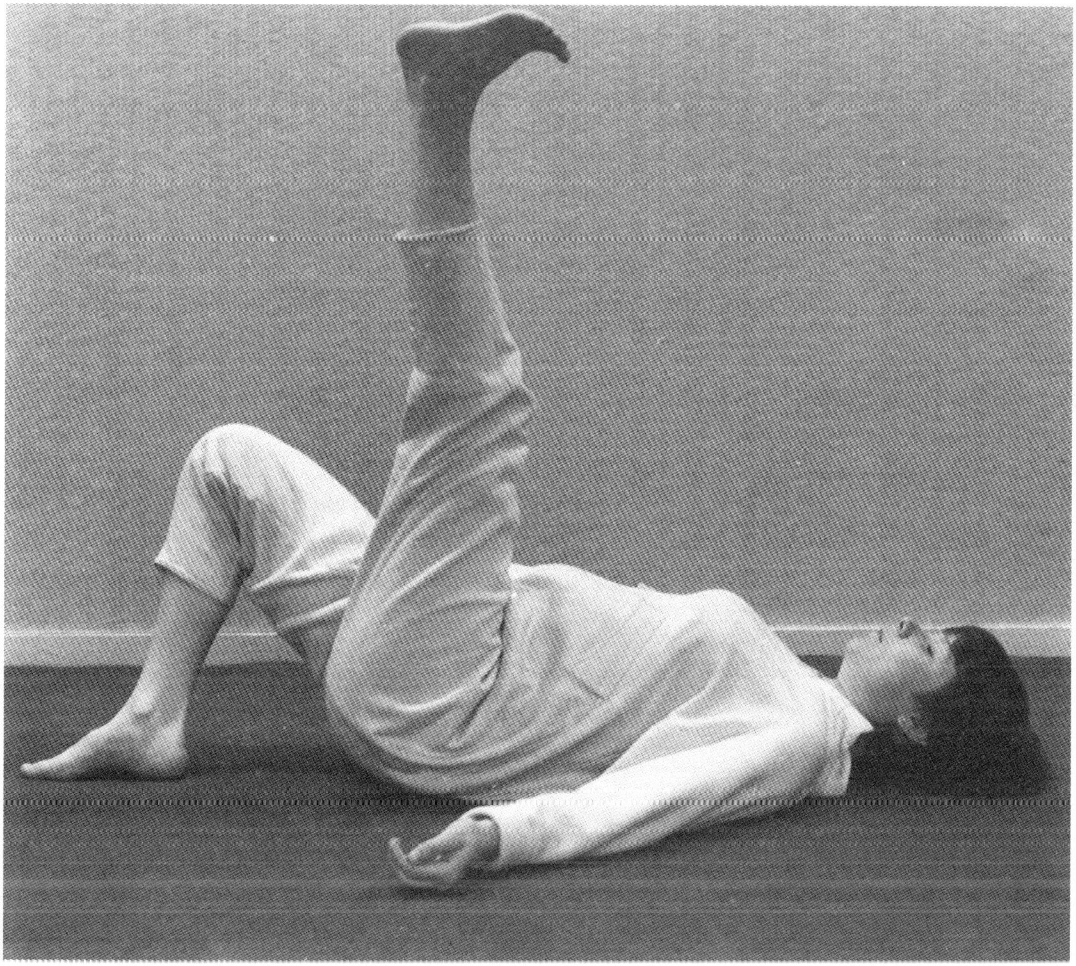

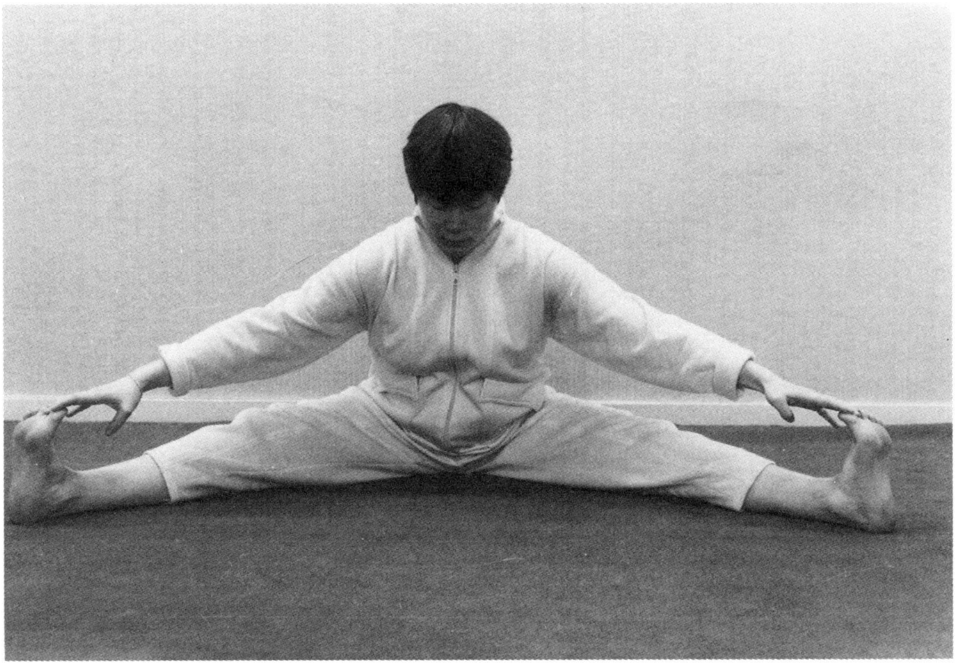

UPAVISTHA KONASANA (L'ANGLE ASSIS)

Upavistha : assis, *kona :* angle.

S'asseoir, jambes allongées, sur le sol, écartées de façon à former un angle maximum entre elles (toute la partie arrière des jambes doit rester en contact avec le sol). Il faudrait ensuite pouvoir saisir le gros orteil entre le pouce et l'index, mais en cas de difficulté, il suffit de poser un doigt en crochet. En respirant profondément, la colonne va être étirée comme si quelqu'un poussait avec ses paumes les vertèbres sacrées et les lombes, tandis qu'un autre tendait à l'extrême vers le ciel un fil accroché au sommet du crâne.

Cette posture, maintenue une dizaine de respirations complètes, va permettre un travail d'étirement et d'assouplissement des muscles postérieurs des jambes ainsi que celui de la colonne vertébrale. La volonté de bien placer cette colonne, alliée à une respiration ample favorisera l'ouverture thoracique. La circulation sanguine circulera plus abondamment dans la région pelvienne et la région génitale sera stimulée.

SUPTA KONASANA (L'ANGLE COUCHÉ)

Supta : couché ; *konasana :* posture de l'ange.

Se coucher sur le dos. Dans un premier temps, les jambes seront pliées, les cuisses ramenées vers le ventre, de façon à pouvoir crocheter les gros orteils entre le pouce et l'index (ou comme dans l'angle assis, seulement l'index en cas de difficulté). Le menton est bien rentré vers le sternum de manière à étirer les vertèbres cervicales. Le pubis est dirigé vers le visage pour plaquer la région lombaire au sol. Très doucement, les jambes seront étirées vers le ciel pour former entre elles un angle maximum. En cas d'étirement trop important, saisir les chevilles à la place des orteils.

Au niveau des jambes, cette posture aura le même effet que dans celle de l'angle assis, mais de plus, du fait de l'apesanteur, le poids des jambes suffira à créer un étirement au niveau des adducteurs. La future maman se concentrera surtout sur la région du périnée et la région anale qu'elle va pouvoir détendre.

Cette posture peut être réalisée en dynamique (jambes pliées à l'inspiration, étirées à l'expiration) ou en statique (une dizaine de respirations profondes). C'est naturellement une excellente position pour préparer l'accouchement.

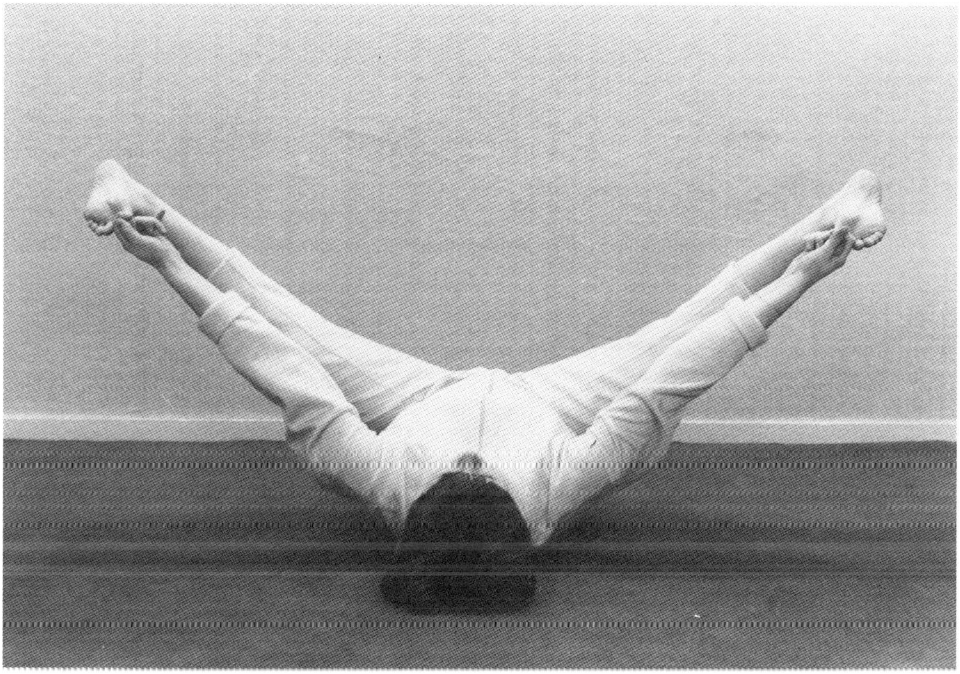

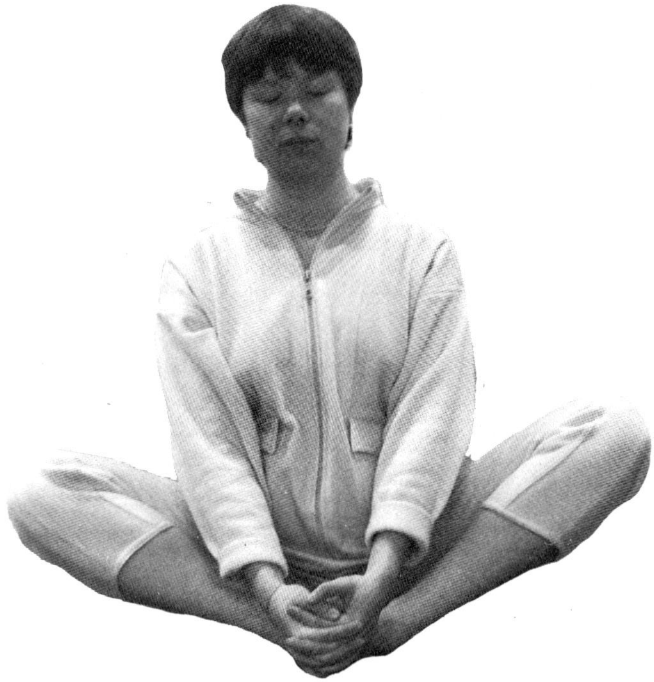

BADDHA KONASANA (L'ANGLE ATTRAPÉ)

Baddha : attrapé, retenu; *kona :* angle.

S'asseoir, les jambes pliées de façon à ce que les plantes des pieds se touchent. Les orteils sont alors entourés pour maintenir la posture, les talons proches du périnée. Il faut déjà bien laisser se détendre les cuisses dans cette posture, en respirant calmement. Puis, sur une inspiration, le buste sera redressé, la cage thoracique ouverte, les épaules étirées vers l'arrière, le ventre rentré, la nuque dégagée, les bras exerçant une forte pression sur les pieds.

L'attention se portera sur la contraction de la musculature de la base dorsale, l'ouverture thoracique (avec respiration en *ujjayi*) et le relâchement des cuisses. La posture sera maintenue durant 10 à 20 respirations. La future maman se détendra en laissant retomber sa tête et en relâchant les jambes et les épaules.

Cette posture permet une compression puis un relâchement des vertèbres et aura donc une action sur les racines nerveuses correspondant elles-mêmes à des organes. Elle peut soulager la sciatique, aider au bon fonctionnement génital; les articulations coxo-fémorales, celles des genoux et des chevilles travaillent également dans cette posture.

Elle a donc une place importante dans la préparation de l'accouchement et la future maman pourra la vivre chaque jour, tant qu'elle s'y sentira bien, l'écoute intérieure étant la base de tout le travail déjà proposé ici.

ADHO MUKHA SVANASANA (LA POSTURE DU CHIEN QUI S'ÉTIRE)

Adho mukha : la face tournée vers le bas ; *svana :* chien.

Dans cette posture, le corps forme un V, les pieds sont parallèles, écartés d'environ 30 centimètres, les talons devant toucher le sol. (Si la future maman glissait dans la posture, les talons seraient calés contre un mur). En poussant sur la paume des mains, il faut accentuer l'étirement de toute la musculation postérieure des jambes et creuser la région des omoplates comme si l'on voulait amener le front sur le sol.

La future maman restera dans cette posture durant plusieurs respirations complètes puis se détendra dans une posture de relaxation de son choix. Cette posture est extrêmement intéressante car elle défatigue : la circulation sanguine est accentuée, les nerfs sont stimulés, toute la musculature dorsale et des jambes est mise en jeu. Avec des effets identiques à la posture sur la tête, car le cerveau est abondamment irrigué par un sang neuf, sans effort supplémentaire pour le cœur.

Du fait de l'étirement de la colonne vertébrale, les viscères retrouvent une place correcte : la cage thoracique est pleinement ouverte et la courbure dorsale étant inversée, le buste va bénéficier d'un meilleur positionnement d'ensemble.

Prenons le temps, maintenant, d'observer les mouvements naturels des chiens, des chats pour perfectionner notre Yoga !

Et de la grenouille et du cobra... si on en possède !

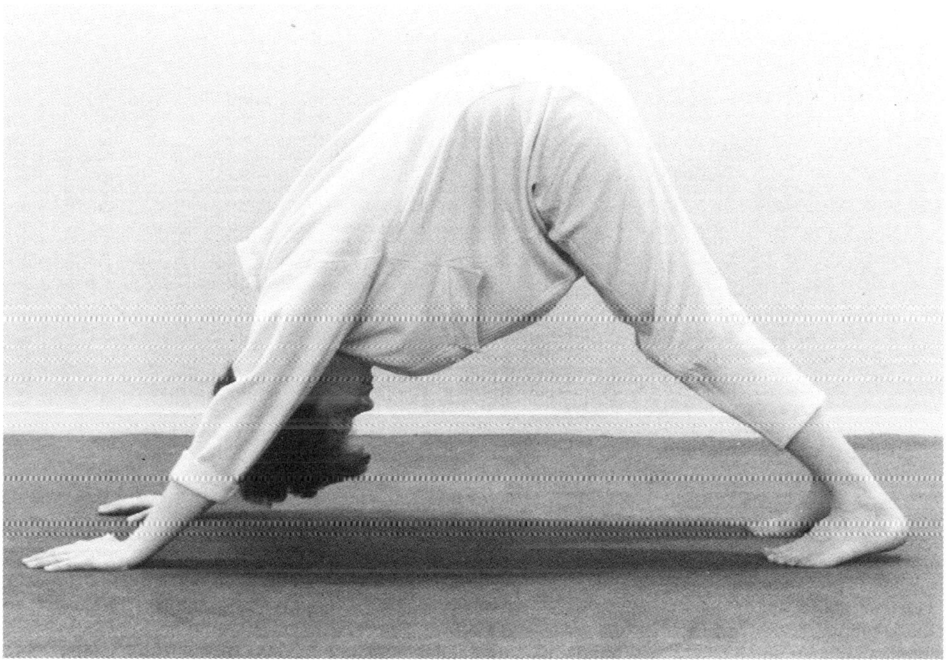

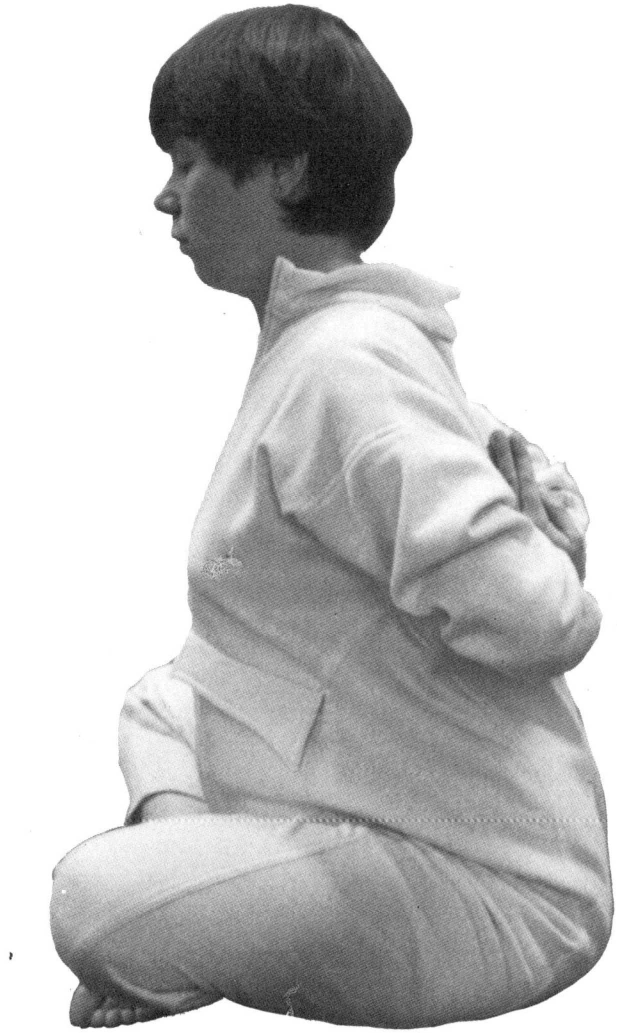

MAINS « EN PRIÈRE » DANS LE DOS

En posture assise (tailleur, lotus).

Les mains seront placées entre les omoplates, les doigts dirigés vers la nuque, les paumes des mains l'une contre l'autre.

Cette position des mains entraînera une grande ouverture thoracique permettant une meilleure respiration (surtout la respiration sous-claviculaire). Les poignets sont assouplis, les deltoïdes et les trapèzes travaillent. C'est également toute la colonne vertébrale qui est étirée et l'ensemble de la musculature qui est sollicité.

CONSTRUIRE SA PROPRE SÉANCE

Le professeur est là pour guider l'élève pendant la séance de Yoga, c'est-à-dire pour lui donner les moyens de mieux se connaître, de prendre conscience de ses possibilités, de l'aider dans sa démarche d'évolution personnelle. Mais le professeur est là également pour apporter un certain savoir technique en précisant dans quel état d'esprit il doit être employé.

Une séance de Yoga pour futures mamans a la même structure qu'une séance classique, à savoir : une préparation, une ou plusieurs postures, les contre-poses, les techniques respiratoires et de concentration, la relaxation ou la méditation. Cependant, pour toutes les raisons dont nous avons parlé au début de cette étude, et pour plus d'efficacité dans le travail, ne sont proposés aux futures mamans que des postures et des exercices spécifiques à leur état ; la prise de conscience (attention portée sur) allant dans tous les endroits du corps qui demandent le plus de soins : région pelvienne, en particulier, habitude de la respiration haute (ou sous-claviculaire), redressement du dos, souplesse des adducteurs, etc. Une séance de Yoga durant en moyenne 1 heure 15 ou 1 heure 30, la future maman aura le temps de travailler ce qui lui est nécessaire alors que dans une séance classique (non réservée à la future maman), elle ne pourra plus, à partir du sixième mois par exemple, vivre certaines postures, sur le ventre en particulier (arc, barque, cobra...) ou travailler les sphincters, les adducteurs, systématiquement à chaque cours.

Dans la structure d'une séance proposée ici, il suffit de changer les postures en se reportant aux chapitres « Que faut-il préparer ? » et « les postures conseillées ». Bien d'autres possibilités auraient pu être envisagées mais cette séance type permettra peut-être à une future maman de travailler chez elle... chaque jour si possible (ou au moins une fois avec un professeur et une fois seule, ce qui fait deux fois par semaine).

Elle devra adapter la séance type en fonction du temps dont elle dispose, de la période de grossesse, du moment de la journée.

SÉANCE TYPE

— *Préparation globale :* prise de conscience.

Centration, détente en *savasana* ou en diamant (*vajrasana*).

Préparation de la respiration en insistant sur l'expiration.

Préparation de tout le corps grâce à des exercices simples en harmonie avec la respiration :

— travail des cervicales, en rotation par exemple ;
— contraction-décontraction des épaules ;
— rotation des genoux ;
— détente des chevilles et des orteils.

— Choix de postures Contre-poses

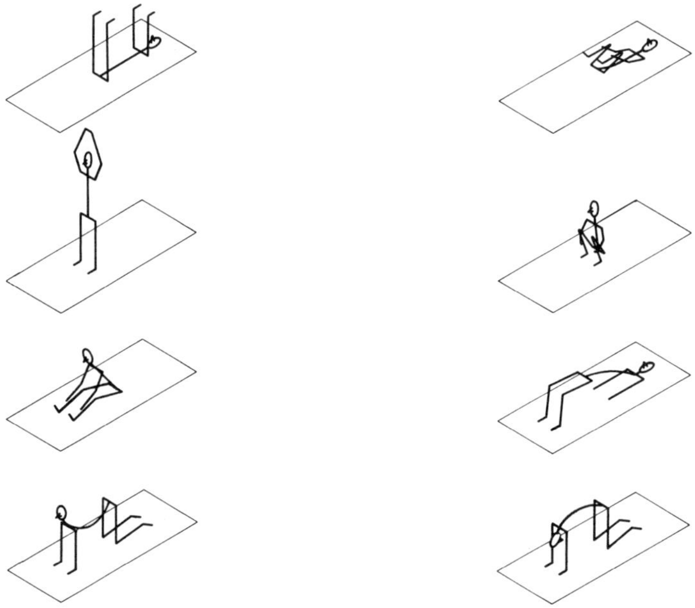

6 à 10 respirations dans chaque posture ; détente avec l'attention portée sur les effets.

Contre-poses : travail contraire au précédent (plan musculaire, ligamentaire...).

Le choix dépend du moment de la journée, du temps dont on dispose, de la période de grossesse.

— *Choix de technique respiratoire :* pranayama.

— *Choix de technique de concentration* : en lotus, demi-lotus, diamant (position confortable, sensation de verticalité de la colonne vertébrale).

— *Méditation ou relaxation.*

— *Conscience de l'état global :* corps physique-respiration-mental.

— *Après la séance :*

Rester intériorisée.

Concentration sur les actes de la vie quotidienne (se rhabiller lentement par exemple)...

Respirations complètes le plus souvent possible pendant la journée.

LES EXERCICES CONSEILLÉS

La pratique des postures de Yoga, les techniques de concentration, de respiration, les temps de méditation peuvent être complétés par divers exercices bénéfiques pour la future maman mais aussi indispensables pour l'adepte qui veut progresser dans la pratique du *pranayama* ou la connaissance des circuits et espaces d'énergie (*chacra*, *nadi*...).

Nous verrons successivement les techniques concernant les *bandha*, les *mudra*, des exercices de contraction-décontraction, la bascule du bassin et les *dhauti*.

LES *BANDHA*

Bandha signifie ligaturer, enchaîner, bloquer, contracter. Ce peut être aussi une posture dans laquelle certaines parties du corps ou organes sont contrôlés. Leur connaissance est indispensable pour la pratique du *pranayama*. En effet, par cette pratique, le *prana* (véhicule de l'énergie) circule dans le corps mais, pour le contrôler et le diriger, des techniques sont nécessaires. Un peu à l'image des écluses qui règlent le débit des canaux afin que les péniches y circulent en bon ordre et en toute tranquillité.

Les trois principaux bandha sont : *uddiyana bandha*, *jalandhara bandha*, *mula bandha*.

UDDIYANA BANDHA

Uddiyana signifie s'élever (c'est le plus spectaculaire des *bandha* mais en fait assez simple à réaliser). D'une part, c'est le diaphragme qui s'élève très haut dans le thorax, entraînant avec lui les organes abdominaux ; d'autre part, s'élève également le *prana* depuis le bas de l'abdomen vers la tête.

Ce *bandha* est conseillé dans la pratique du Yoga, avant la conception et au moins un mois après l'accouchement, car il va masser en profondeur l'abdomen tout en musclant, tonifiant la paroi abdominale ; grâce aux mouvements du diaphragme, la circulation sanguine va être favorisée dans le ventre ; le tube digestif étant stimulé, toute la digestion va être facilitée ; facilitée aussi l'évacuation des gaz, ce qui peut combattre l'aérophagie.

Ce *bandha* se pratique avec l'estomac vide et après avoir évacué vessie et intestin.

En partant de la position debout, on plie les jambes, les paumes des mains posées sur les cuisses ; le menton est rentré, dirigé vers le sternum ; les pieds sont écartés de la largeur du bassin.

Après avoir expiré, on garde les poumons vides pendant tout l'exercice. Il s'agit d'une part de tirer la masse abdominale vers la colonne vertébrale, et d'autre part, de contracter les abdominaux et de les monter vers le sternum en poussant les mains sur les cuisses.

Cette posture doit être maintenue de 5 à 10 secondes. Avant d'inspirer, on gonfle le ventre de façon à préparer le réceptacle de l'air et d'éviter ainsi une trop brusque inspiration.

Ce *bandha* peut être aussi réalisé en posture assise, ce qui prépare bien aux exercices de *pranayama*.

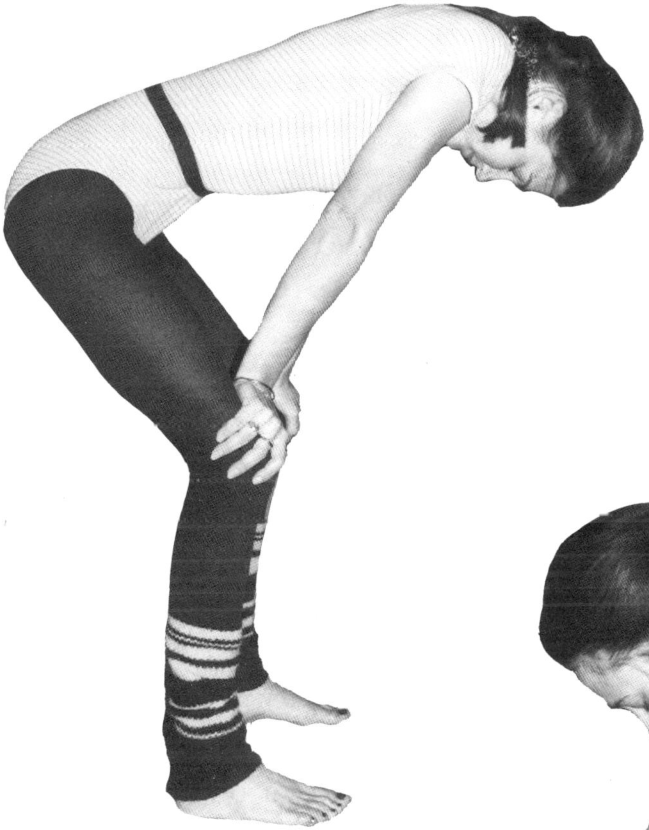

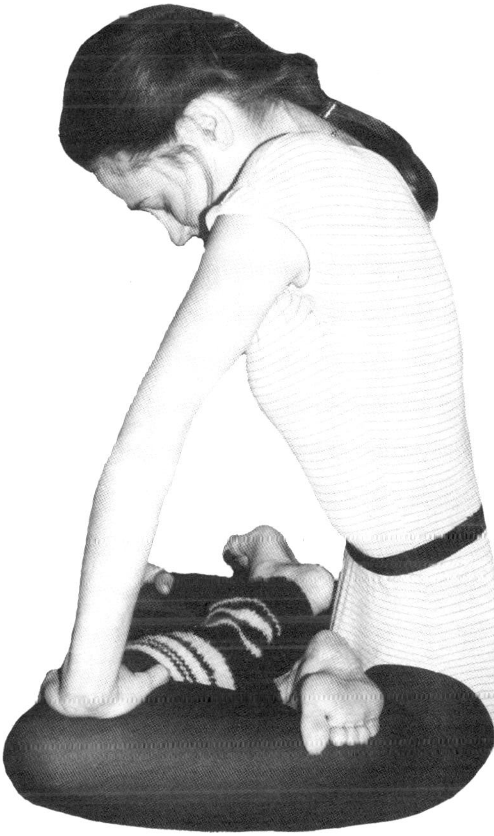

Ci-contre,
uddiyana bandha *:*
en position debout, jambes pliées ou en position assise.

JALANDHARA BANDHA

Jala signifie filet, tissu, maille. En effet, dans ce *bandha*, le cou et la gorge étant pressés contre le menton (appuyé dans le creux entre les clavicules et le sternum), le débit de la respiration peut être ainsi contrôlé. Beaucoup d'exercices de *pranayama* se pratiquent dans cette posture, la circulation du sang et du prana étant de ce fait régularisée ; le souffle est bloqué, soit au niveau de la gorge, soit au niveau du thorax, les muscles du cou sont contractés, les sinus carotidiens sont comprimés, la glande thyroïde est stimulée. Les effets de ce *bandha* sont donc extrêmement importants et nombreux. Grâce à la position du cou et du menton, la future maman va pouvoir apprendre, avec toute sa conscience, à respirer dans la gorge et dans la région haute ou claviculaire. Avec *ujjayi* (voir le chapitre sur la respiration), *jalandhara bandha* va donc être un excellent exercice de contrôle respiratoire.

Quant à l'étirement du cou, il va provoquer un allongement de toute la colonne vertébrale (surtout au niveau des dorsales), une stimulation des centres rachidiens, une action sur le bulbe céphalo-rachidien (qui régit la circulation sanguine et la respiration).

La compression des sinus carotidiens va, en outre, abaisser la tension artérielle et provoquer un ralentissement du rythme cardiaque.

Enfin, les conséquences de la stimulation de la thyroïde sont innombrables. On sait que cette glande exerce une action sur le métabolisme cellulaire : elle agit ainsi sur l'énergie libérée par les cellules et l'ensemble des transformations des glucides, lipides et protides utilisés par celles-ci ; cette action métabolique générale joue un rôle important dans la régulation de la température centrale, entraîne une élévation des échanges respiratoires et une augmentation du volume sanguin circulant ; cette glande a aussi un rôle fondamental au cours de la croissance, et de par son action, donne aux différents tissus de l'organisme une certaine résistance et un aspect normal (cartilages de conjugaison, appareil génital, ongles, poils, dents, cellules du système nerveux).

Afin de bien préparer le *jalandhara bandha*, il est conseillé de pratiquer les postures de la chandelle et de la charrue qui vont favoriser l'étirement des cervicales (voir chapitre « Postures conseillées »).

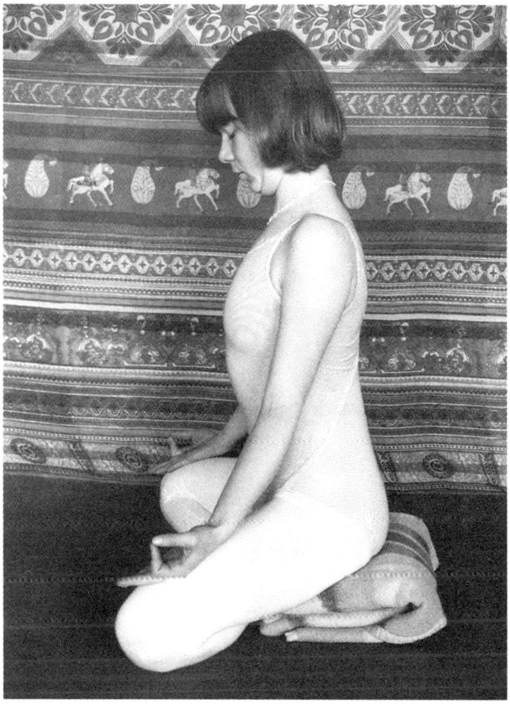

Ci-contre,
jalandhara bandha *:*
le menton est bien appuyé dans le creux entre les clavicules et le sternum, le cou étant étiré.

MULA BANDHA ET *ASVINI MUDRA*

Ces deux exercices se complètent. *Asvini mudra* permet le contrôle des sphincters anaux, fortifie le plancher pelvien, en massant les organes abdominaux et touche tout le système génital ; *mula bandha* va stimuler le système parasympathique pelvien, les terminaisons nerveuses de la glande coccygienne en plus de tous les effets déjà cités pour *asvini mudra*. Mais outre ces aspects anatomo-physiologiques, ce *bandha* et ce *mudra* permettent un contrôle du *prana* au niveau de *muladhara* (voir chapitre « *Prana* et *pranayama* ») et rendent ainsi disponible toute l'énergie située dans cette région. *Mula* signifie racine, source, origine, cause, base ou fondement. *Asvini* veut dire cheval ou jument. En effet, ce *mudra* (posture de verrouillage, ligature) évoque les mouvements de l'anus lors de l'expulsion du crottin. C'est *asvini mudra* qui va aider à la pratique de *mula bandha*.

Ces deux exercices peuvent se pratiquer dans n'importe quelle position mais la position allongée, sur le dos, jambes pliées, pieds sur le sol et la position fœtale (cuisses sur le ventre, bras entourant les genoux) sont les plus favorables.

Asvini mudra consiste à contracter volontairement les sphincters anaux puis à provoquer une dilatation volontaire, alternativement, plusieurs fois de suite ; tandis que dans *mula bandha*, seule est effectuée la contraction plus poussée et plus longue. Selon l'habitude de la pratique, ces deux exercices pourront se faire avec ou sans rétention de souffle, pendant la séance de Yoga ou dans la journée.

LES MUDRA

VAJROLI MUDRA (CONTRACTION VAGINALE).

Les sphincters anaux ont été mieux sentis, contrôlés. Dans la même position, (allongée sur le dos, jambes pliées, plantes des pieds sur le sol), le ventre, les fessiers et les cuisses sont détendus. *Vajroli mudra* consiste à contracter et à dilater les muscles du vagin (avec ou sans rétention de souffle selon l'habitude, l'aisance respiratoire).

Cet exercice va permettre de contrôler l'énergie latente dans cette région, de tonifier la musculature du vagin (après l'accouchement) et en même temps de la détendre. Mais c'est tout le périnée en fait qui est sollicité par ces exercices (*asvini*, *mula* et *vajroli*) et lors de la naissance, si la musculature est bien relâchée, le passage du bébé n'en sera que plus facilité.

YONI MUDRA

Cette posture est également appelée *parangmukhi mudra*, c'est-à-dire une posture qui verrouille les sens afin d'être «tourné à l'intérieur».

Yoni signifiant source ou matrice, cette position va permettre à la future maman de regarder en elle-même et, en s'intériorisant, de sentir ce qui se passe au plus profond de son être ; en outre, le *pranayama*, pendant cette posture, entraîne l'apaisement du mental, défatigue et tonifie, stimule le système nerveux (voir le paragraphe consacré au *prana* et au *pranayama* dans le chapitre «la respiration - le *pranayama*».

Dans la posture du tailleur ou du lotus, on se sert des pouces pour boucher les oreilles (en appuyant sur le tragus afin de vraiment s'isoler des bruits extérieurs). On pose délicatement l'index et le majeur sur les paupières et l'auriculaire sur la lèvre supérieure. Quant aux annulaires, ils vont boucher alternativement la narine droite et la narine gauche, de façon à n'inspirer que par la narine droite en expirant par la gauche, puis d'inspirer par la gauche en expirant par la droite. Ce contrôle respiratoire, qui peut être pratiqué de 5 à 10 minutes, permet une respiration régulière, lente, profonde, calme avec tous les effets que cela implique.

Il est à noter que dans cette posture, les sensations de la future maman sont très proches de celles de son enfant et entraînent ainsi une union, une plus grande harmonie, un meilleur contact entre les deux êtres.

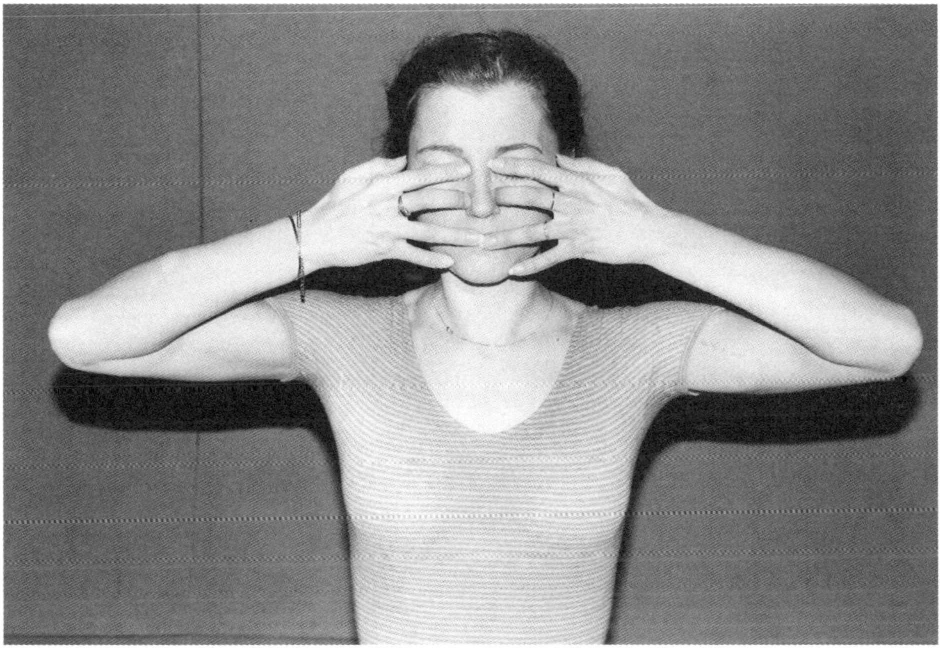

SHANTI MUDRA (OU *PRANA MUDRA*)

Comme tout *mudra*, c'est-à-dire une expression symbolique du corps qui a une résonance psychique, *shanti mudra* va favoriser la prise de conscience du processus respiratoire et va permettre au mental de se concentrer. Une impression de paix (*shanti*) intérieure se manifeste très rapidement et la dernière phase de l'exécution de cette posture plonge l'adepte dans une attitude d'ouverture, de réceptivité, d'« intuition cosmique » et va donc ainsi favoriser l'imprégnation du *prana*.

En tailleur, en lotus ou sur une chaise (du moment que le dos est droit et que le devant du tronc est bien ouvert), les dos des mains, réunies, sont placés sur la région formée par le bas-ventre et le dessus des cuisses (comme dans la position de méditation Zen).

Après une phase d'expiration avec contraction abdominale et le *mula bandha*, on laisse se faire l'inspiration tandis que le bout des doigts va se tourner vers le bas-ventre. Tout le reste du corps est détendu (visage, épaules...), les coudes étant légèrement écartés, la sangle abdominale relâchée pour faciliter l'acte inspiratoire : au fur et à mesure de la descente du diaphragme, les mains montent vers le plexus solaire ; après la phase abdominale de l'inspiration, les coudes s'écartent, les mains se placent parallèlement aux côtes pour favoriser l'ouverture thoracique ; les mains continueront leur ascension pendant la phase claviculaire du processus respiratoire, puis passeront devant la gorge, le visage ; enfin, poumons pleins, les bras et les mains dessineront dans l'espace comme une sorte de chandelier, paumes tournées vers le ciel. A l'expiration, les mains suivent le trajet inverse. Cet exercice est à réaliser au moins cinq fois.

Chaque future maman aura des sensations, des impressions différentes selon sa pratique, son niveau de conscience et tout ce qui forme et transforme sa personnalité. Les adeptes du Taï-chi-chuan pratiquent également ces exercices d'harmonisation, geste-conscience-respiration ; sentant leur globalité ils peuvent percevoir, quelquefois, pendant l'enchaînement, une réelle possibilité d'unité avec le cosmos. *Shanti mudra* permet de se familiariser avec l'idée qu'une attitude corporelle entraîne une transformation psychique (l'inverse étant admis plus facilement). La future maman devra être non seulement vigilante sur son état d'esprit mais aussi sur ses attitudes. Le corps et l'esprit ne sont pas deux mondes séparés et ne recouvrent pas des réalités spécifiques. Il n'y a qu'à regarder jouer les jeunes enfants pour s'en convaincre : c'est tout leur être qui vit l'action. Le jour de la naissance aussi, la future maman participera pleinement, globalement au travail ; travail qui sera facilité si, le plus tôt possible, elle se sera habituée à « vivre son corps » avec pleine conscience et en harmonie avec son souffle.

JNANA MUDRA

Jnana mudra ou « geste de l'initié », fait partie de ces exercices (comme par exemple les *bandha*) ou de ces postures (*siddhasana*) qui accompagnent la méditation et le *pranayama*.

Ce *mudra* consiste à étirer les bras, poser le dos des mains sur les genoux en orientant les paumes vers le ciel. Le pouce et l'index sont alors réunis pour former un cercle tandis que les trois autres doigts restent tendus et joints.

D'autres possibilités s'offrent pour s'installer dans le travail de concentration, d'observation de la respiration ou dans l'état de méditation.

On peut simplement poser le dos des mains sur les genoux et diriger les paumes vers le ciel. Cette posture de réceptivité est une acceptation de l'énergie cosmique, une « attente sans désir ». Ou bien, comme indiqué dans *shanti mudra*, les deux pouces sont en contact, une main placée sur l'autre dans le haut du giron.

Dans *jnana mudra*, les deux extrémités du pouce et de l'index sont en contact ou bien (selon les maîtres, les écoles, les auteurs), l'ongle de cet index se place au milieu du pouce.

Enfin, s'offre une dernière possibilité : les mains sont placées comme dans la posture de méditation Zen, alors que les ongles des index sont chacun en contact avec le milieu du pouce. Il est alors intéressant d'observer que, dans ce *mudra*, la forme représentée par les mains et les doigts est exactement celle formée au niveau de la ceinture pelvienne : symphyse pubienne, trou obturateur, tubérosité ischiatique.

Dans ce mudra, *la forme représentée par les mains correspond à celle formée au niveau de la ceinture pelvienne (tubérosité ischiatique...).*

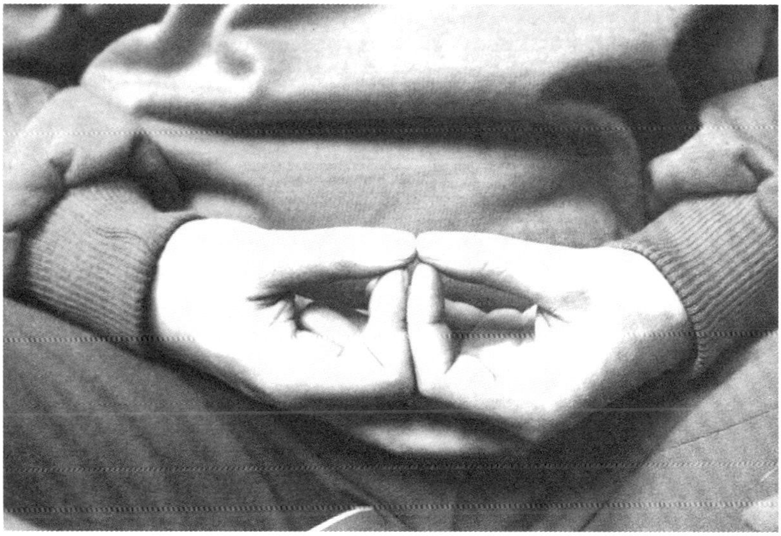

Les éléments essentiels dans ces *mudra* : ils forment un cercle, symbole de l'infini. Le pouce et l'index créent une union (Yoga) entre l'âme individuelle (le petit soi) et l'âme universelle afin que l'être tout entier s'intègre au cosmos.

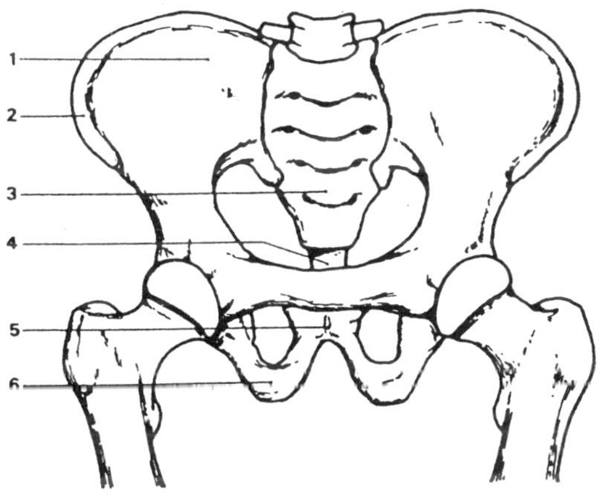

SQUELETTE DU BASSIN
1 - Os iliaque.
2 - Épine iliaque antéro-supérieure.
3 - Sacrum.
4 - Coccyx.
5 - Pubis.
6 - Ischion.

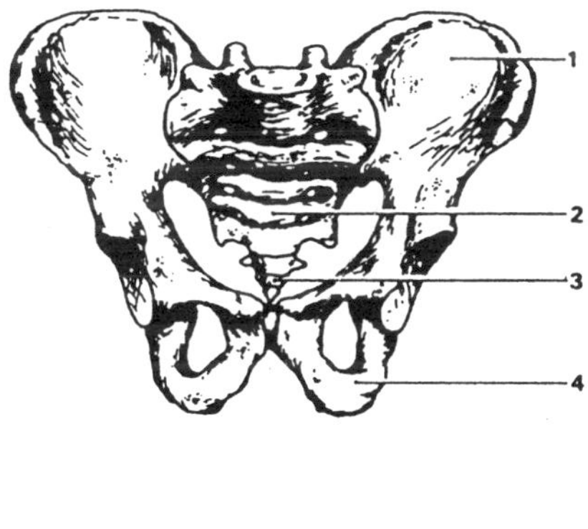

SQUELETTE DU BASSIN
1 Fosse iliaque.
2 - Sacrum.
3 - Coccyx.
4 - Ischion.

Planche tirée de Les Médecines pratiques *d'Antoine W. Royer, éd. France-Loisirs.*

CONTRACTION-DÉCONTRACTION

Outre la contraction des sphincters, pratiquement toutes les parties qui composent le corps de la future maman peuvent être sollicitées par une sorte de relaxation dynamique.

Chaque ensemble musculaire, ligamentaire, articulaire ainsi séparé, travaillé, senti, « consciencisé » sera très détendu ; ces exercices permettront, pour une action précise, de ne solliciter que les parties du corps concernées. Cela se traduira par une économie d'énergie, non seulement pour les actes de la vie quotidienne, le travail pendant la naissance, mais aussi en vue de diriger cette énergie dans une voie précise (études, voie spirituelle...).

En position allongée sur le dos, jambes pliées, contracter les fessiers à l'inspiration, relâcher à l'expiration. Dans un premier temps il faut observer, sentir tous les muscles qui participent à cette sollicitation : souvent les abdominaux, les cuisses et les sphincters se contractent aussi ; peu à peu, en se mettant à l'écoute de son corps, en répétant ces exercices, on s'aperçoit qu'il est assez facile de ne faire travailler, dans ce cas présent, que les muscles fessiers.

En position de *savasana*, on peut s'amuser à créer des contractions et décontractions volontaires dans les cuisses, les muscles extenseurs des orteils, les abdominaux, les épaules, les bras, les mâchoires... Tous ces exercices vont entraîner une meilleure vascularisation musculaire, libérer de l'énergie (sensation de chaleur) grâce à cette meilleure circulation sanguine ; habituer le système nerveux central (ou volontaire) à jouer pleinement son rôle. Or, on sait que c'est ce système cérébro-spinal qui nous permet de mieux nous adapter afin d'agir, d'entendre, de voir, de sentir et de penser. Le jour de l'accouchement, il aura été très utile d'avoir transformé certains mouvements réflexes (dus aux sensations de douleur, de peur...) en mouvements volontaires ou conscients pour en avoir le contrôle afin de ne pas les subir mais de les intégrer dans un état d'acceptation volontaire.

LA BASCULE DU BASSIN

Pendant la grossesse, les courbures normales de la colonne vertébrale peuvent devenir trop accentuées surtout au niveau lombaire. C'est alors l'hyperlordose due au poids du ventre pouvant entraîner éventuellement des hernies discales.

Toutes les futures mamans ne sont pas sujettes à ce genre de problème mais il est important, avant la conception, de tonifier les abdominaux; ces muscles, en effet, vont aider à replacer le bassin en position correcte, en tirant sur la région pubienne en direction du sternum.

Outre ce travail de renforcement de la sangle abdominale avant la conception et après la naissance, des exercices de bascule du bassin vont donner à la région pelvienne une plus grande mobilité et la rendre plus vivante.

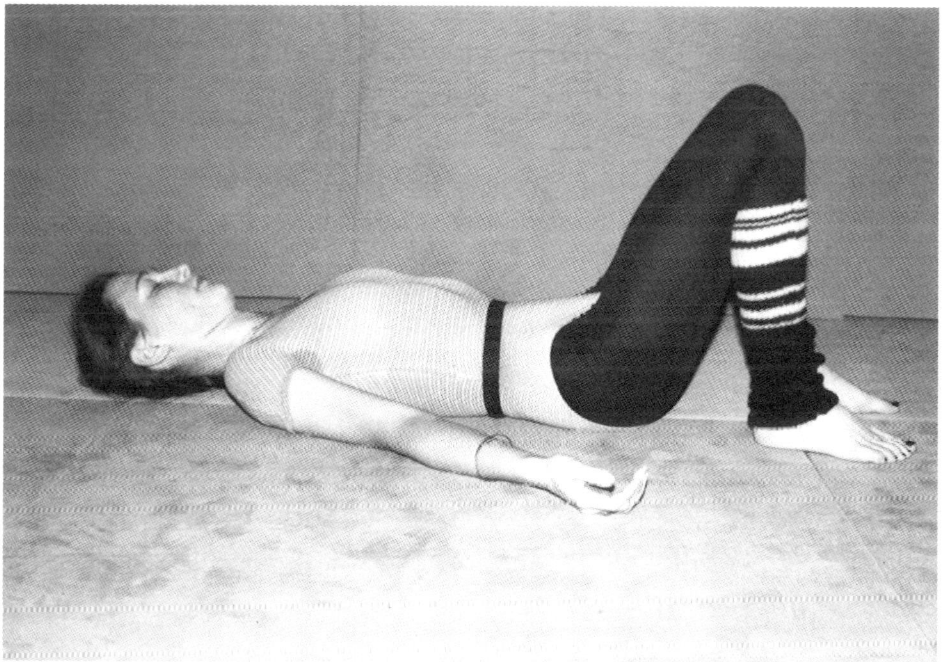

En s'allongeant sur le dos, jambes pliées, à l'inspiration, les lombaires vont être doucement plaquées sur le sol, pubis dirigé vers le visage, alors qu'à l'expiration, la future maman retrouvera sa courbure normale ; mais en conservant ce même mouvement elle inversera l'acte respiratoire (inspirer d'abord, puis expirer) ; ainsi elle sentira ce qui lui convient le mieux pour travailler cette bascule. Elle en profitera pour allonger sa respiration et décontracter la région anale et génitale pendant cet exercice. Une bascule de bassin peut être aussi réalisée pendant le « chat qui s'étire », et les muscles postérieurs des jambes (qui contribuent à la trop forte courbure lombaire) pourront être étirés grâce à certaines postures (voir le chapitre « Les postures conseillées »).

LES *DHAUTI*

Ces *dhauti*, ou «procédés de purification», ne sont donnés ici qu'à titre indicatif, mais ils prolongent très logiquement les différents exercices déjà décrits et améliorent l'hygiène générale.

Agnisara dhauti est un *uddiyana* à répétition, poumons vides. Il permet de bien masser la région abdominale.

Un autre *dhauti* est celui de la langue : on racle la langue avec, par exemple, l'arête d'une cuillère à café, afin de nettoyer sa surface. La langue étant ainsi plus propre, les causes d'une mauvaise haleine peuvent être évitées et le *prana* de la nourriture est mieux absorbé. Enfin, les saveurs étant mieux perçues par les papilles gustatives, toute la fonction digestive s'en trouve facilitée.

Puis *danta dhanti*, le nettoyage des dents : les Yogi préconisent de remplacer le dentifrice par un mélange d'huile (d'olive par exemple) et de sel marin et la brosse par l'index et le médium. Il est important également de masser les gencives.

Tous les exercices proposés ici le sont dans le but de mieux faire circuler l'énergie dans le corps, d'avoir un meilleur contrôle musculaire, respiratoire ; le jour de l'accouchement, la future maman ne devra pas habiter un corps qui lui soit étranger ; son corps, elle s'en sera fait un ami, elle le connaîtra bien et pourra ainsi mieux répondre à ses besoins en facilitant ses réactions. Mais ces exercices ne doivent en aucun cas perturber l'adepte, la fatiguer : c'est pourquoi ils doivent être pratiqués avec la plus grande modération, en respectant une progression par rapport à ses possibilités.

Aussi, on ne saurait trop conseiller de choisir un professeur de Yoga expérimenté, de consulter son médecin régulièrement et de suivre avec attention les cours de préparation prodigués par une sage-femme afin de se donner toutes les chances de vivre un accouchement heureux.

LA RESPIRATION LE PRANAYAMA

L'IMPORTANCE DE LA RESPIRATION

Dès la naissance, c'est le souffle qui règle toute notre vie, jusqu'au jour de notre « dernier soupir ». Bien des gens, cependant, n'y ont jamais porté la moindre attention alors qu'ils trouveraient absurde de ne pas remettre de l'essence dans le réservoir de leur voiture. Or, nous, humains, avons non seulement la chance d'avoir cette « essence » dans notre organisme en quantité suffisante pour vivre chaque jour, mais en plus, cette respiration se renouvelle (oxygène-gaz carbonique) automatiquement sans notre intervention consciente. Ce faisant, comme cet acte est automatique, nous n'y pensons jamais ; or, d'ordinaire, nous pouvons, si nous le souhaitons, transformer cette respiration-essence en... super !

La future maman va, malgré elle, devoir porter son attention sur cette respiration qui, au fil des mois, va se transformer ou plus exactement se déplacer. Surtout en fin de grossesse, le diaphragme sera en contact avec l'utérus et ce sera alors le moment d'expérimenter la respiration haute ou sous-claviculaire dont nous reparlerons plus loin.

Mais la respiration ne concerne pas uniquement la future mère. L'enfant est complètement baigné dans la vague du souffle qui le berce. (Malheureusement, cette respiration, à cause de l'éducation, ira en s'amoindrissant au fil des ans puisqu'elle ne fonctionnera plus qu'au niveau costal et sous-claviculaire.)

Pendant la période de grossesse, ce phénomène est normal, mais avant et après, il faut absolument retrouver la respiration dite diaphragmatique. Le Yoga est un bon moyen pour nous aider à la retrouver.

RÉAPPRENDRE À RESPIRER

Une fois que la future maman aura pris conscience du rôle capital de la respiration, elle pourra, grâce aux exercices yoguiques, réapprendre à respirer pleinement, consciemment.

Cette prise de conscience peut être aidée par une connaissance de l'anatomie respiratoire. Outre le diaphragme, muscle puissant qui sépare la cage thoracique de l'abdomen, les muscles abdominaux, le bassin et le nez jouent un rôle essentiel dans le processus respiratoire.

La respiration peut se faire par la bouche, mais l'air inspiré, en passant par le nez, va être débarrassé des poussières grâce aux poils (ou vibrisses). Cet air filtré, une fois réchauffé sur les cornets, va pénétrer dans l'appareil respiratoire thoracique après avoir traversé la trachée. Pendant cette inspiration, le diaphragme pousse la masse abdominale dans le sens horizontal et vertical et entraîne tout un jeu musculaire : muscle des flancs, du dos, de la sangle abdominale, du plancher pelvien, tous liés au bassin qui s'apparente à une sorte de cuve. Pendant l'expiration, le diaphragme retrouve sa place normale et se détend.

Au moment de l'accouchement, diaphragme et sangle abdominale vont jouer un rôle important pour l'expulsion du bébé et il est donc nécessaire de bien connaître ces muscles et de pouvoir s'en servir à volonté.

Observer les difficultés respiratoires est une chose, trouver les moyens d'améliorer sa respiration en est une autre.

Le Yoga offre toute une panoplie d'exercices et permet à la future maman une connaissance d'elle-même en profondeur.

LES RESPIRATIONS YOGUIQUES

A) LA RESPIRATION ABDOMINALE

Appelée aussi respiration diaphragmatique, elle est vitale pour notre santé, l'entretien de notre énergie. Cette respiration existe chez les enfants et les personnes calmes, détendues. Elle alimente une zone souvent malheureusement oubliée, négligée (le *hara*, chez les Japonais) dans notre monde mental, « hyperintellectualisé » ; zone qui pourtant est le centre de nombreuses fonctions : la respiration, la digestion, la conception.

Cette respiration abdominale n'est qu'une image puisque nous avons vu qu'en fait, c'est le diaphragme qui pousse les organes abdominaux et qui donne cette impression de « respirer dans le ventre ». La future maman qui voudra se détendre posera simplement ses mains sur son ventre, en position allongée sur le dos et effectuera de longues inspirations, tandis qu'elle rentrera légèrement le ventre à chaque expiration. Ou bien elle utilisera la posture du chat qui lui permettra de travailler en même temps l'assouplissement de sa colonne vertébrale.

FAVORISER ET PRENDRE CONSCIENCE DE LA RESPIRATION ABDOMINALE

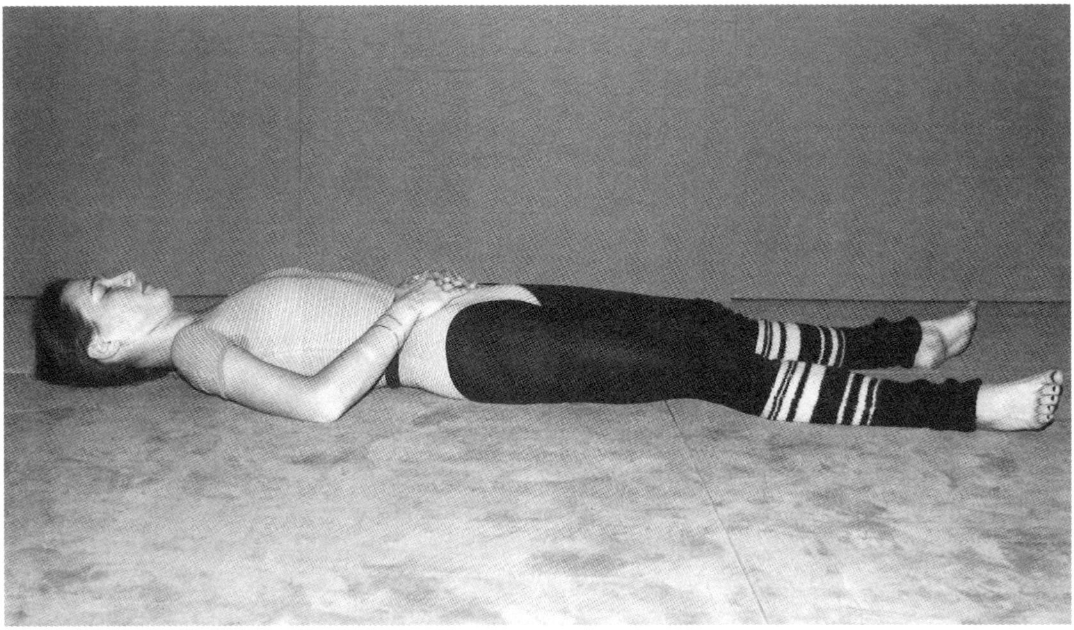

B) LA RESPIRATION COSTALE

Lorsque l'air entre dans la cage thoracique, l'élasticité des poumons se produit mécaniquement. Au moment de l'inspiration, un appel d'air est provoqué dans le tissu pulmonaire ainsi qu'un afflux de sang, favorisant l'hématose, c'est-à-dire la fixation d'oxygène sur l'hémoglobine des globules rouges du sang. Un entraînement à une meilleure respiration augmente donc l'apport en oxygène et favorise les combustions cellulaires. Les muscles expirateurs sont entre les côtes (intercostaux internes) et au niveau de l'abdomen, le grand oblique, le petit oblique et le transverse. Le mouvement d'accordéon des côtes se fait sur les côtés et non vers le haut ; cette ouverture latérale peut être sentie, observée en position *savasana* : les paumes des mains sont sur les côtes alors que les pouces sont sur les flancs, dirigés vers le sol, pour apprécier toute l'amplitude possible du jeu costal. Une autre posture va aussi être particulièrement efficace pour ouvrir la cage thoracique et en même temps débloquer, masser le plexus solaire, centre des émotions : c'est la posture de la tête de vache (*gomukhasana*).

La future maman devra le plus souvent possible pratiquer cette respiration costale qui empêche les angoisses, la «déprime», la fatigue pendant la période de grossesse.

POSTURES FAVORISANT L'ÉCOUTE DE LA RESPIRATION COSTALE

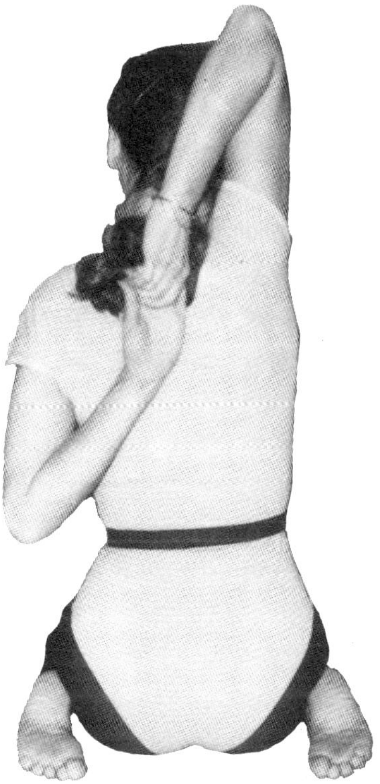

Gomukhasana, *la posture de la tête de vache.*

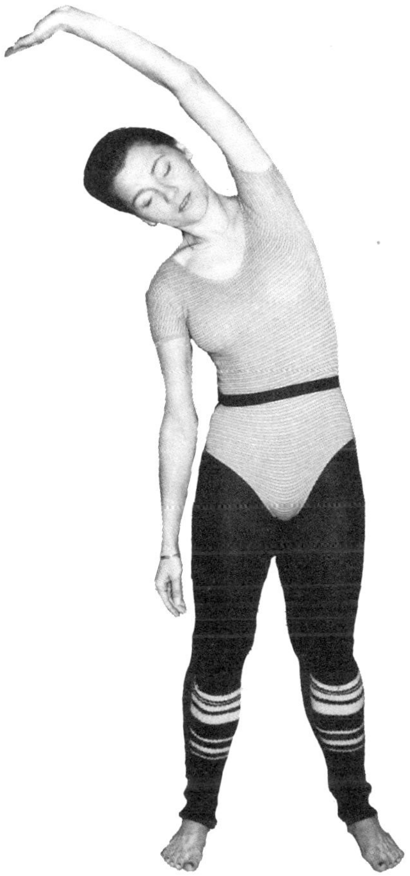

Tout en étirant le flanc, ouvrir la cage thoracique.

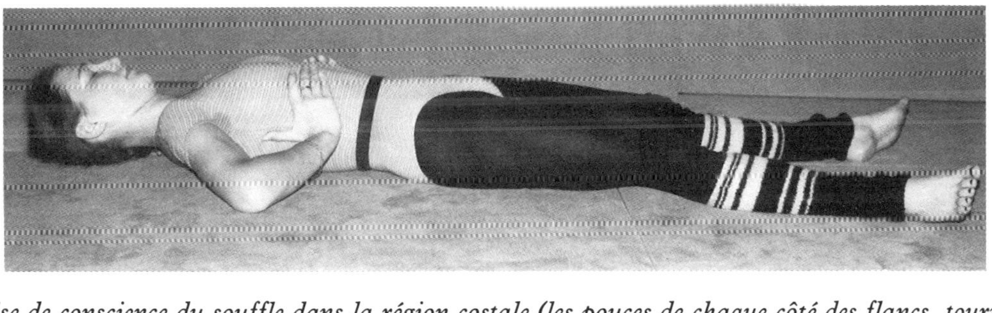

Prise de conscience du souffle dans la région costale (les pouces de chaque côté des flancs, tournés vers le sol) pour bien sentir toute l'amplitude de la respiration.

PRISE DE CONSCIENCE DE LA RESPIRATION SOUS-CLAVICULAIRE

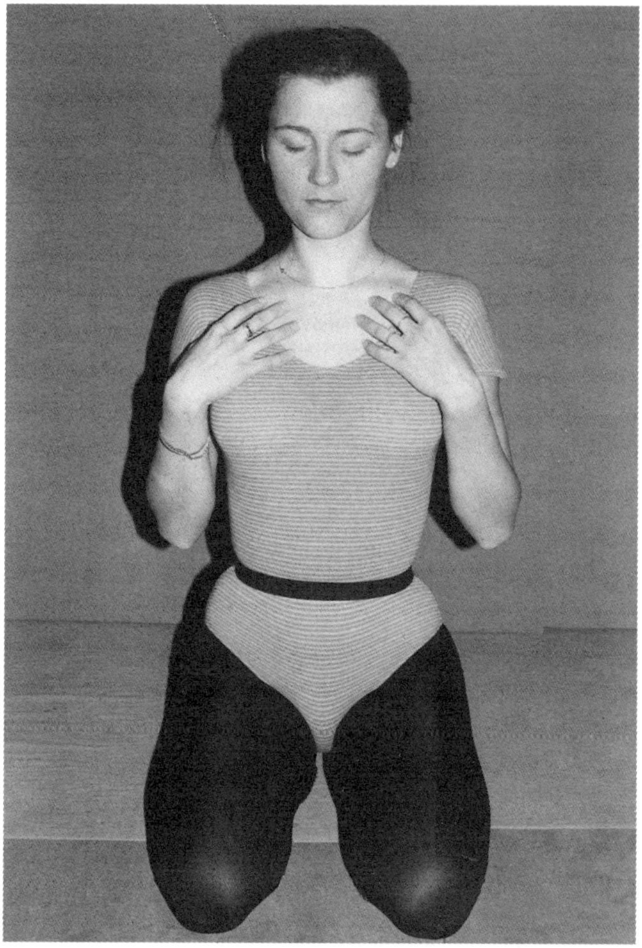

C) LA RESPIRATION HAUTE OU CLAVICULAIRE

La future maman n'aura aucun mal à sentir cette respiration puisque c'est elle qui se fera automatiquement en fin de grossesse, le diaphragme étant bloqué en position haute. Des exercices simples vont permettre de respirer dans la zone comprise entre la poitrine et les clavicules (région haute du thorax) ainsi que certaines postures : le cobra, l'hirondelle, par exemple, c'est-à-dire celles qui vont favoriser l'ouverture des épaules vers l'arrière, le dégagement de la nuque et l'avancée de la poitrine.

FAVORISER LA RESPIRATION COMPLÈTE

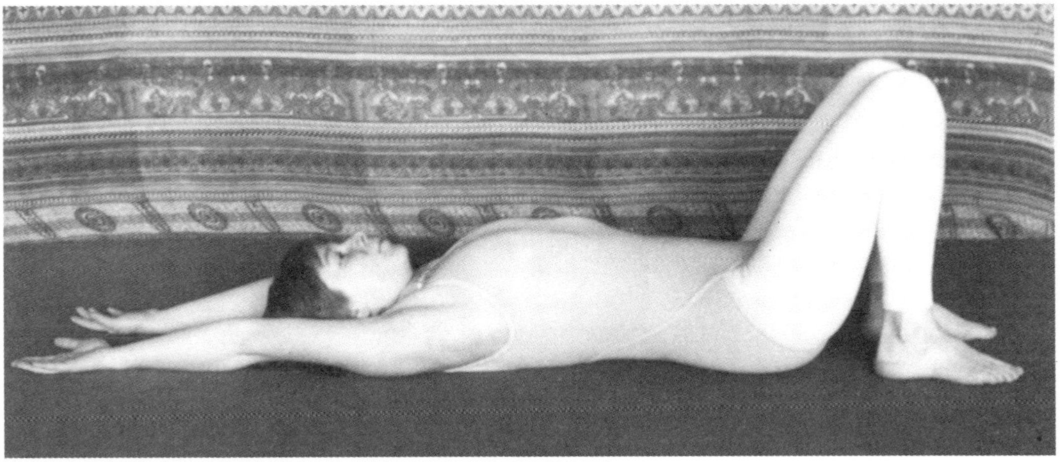

A l'inspiration, coordonner le mouvement des bras et le souffle.

A l'expiration, tirer vers le visage les mains placées sous les cuisses, le menton étant rentré dans la gorge.

Cette expiration, dite forcée (en rentrant le ventre), va favoriser l'inspiration suivante et permettre de bien sentir les trois étages de la respiration complète.

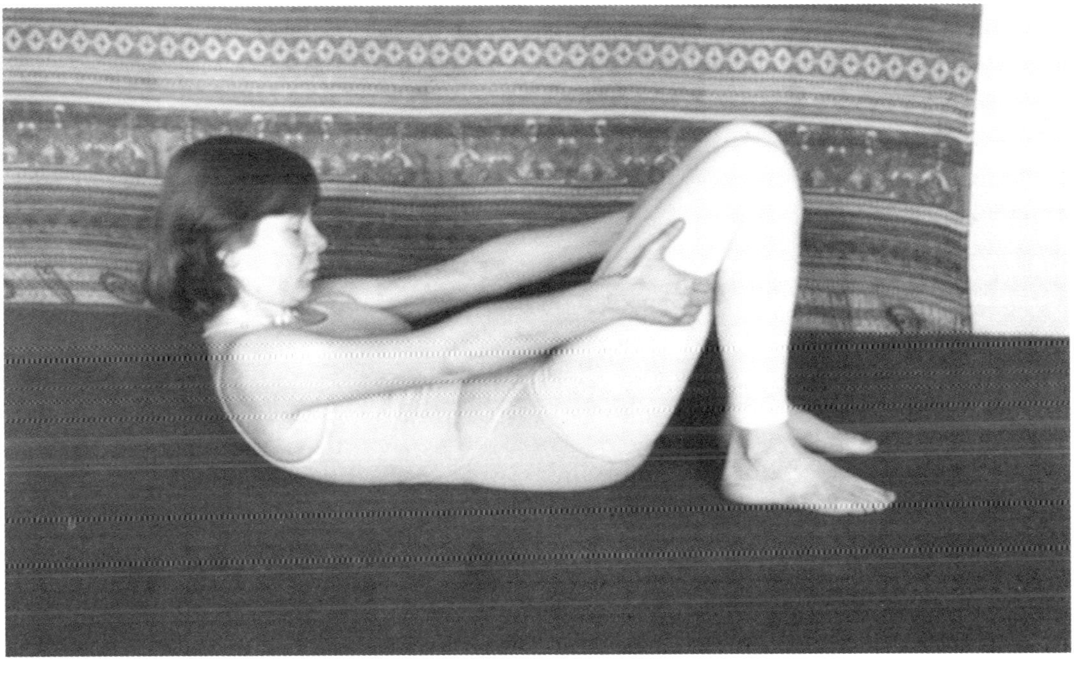

D) LA RESPIRATION COMPLÈTE

Cette respiration englobe les trois autres et va permettre à la future maman de développer pleinement sa capacité respiratoire. Elle commencera par une poussée sur le diaphragme pour respirer dans l'abdomen puis fera monter le souffle au niveau costal et enfin au niveau claviculaire. À l'expiration, elle sentira l'affaissement de l'abdomen puis des côtes, et le haut de la poitrine qui se videra en dernier. Pratiquée en début et en fin de séance de Yoga, cette respiration peut être effectuée le plus souvent possible ; elle se fait d'ailleurs naturellement quand le corps de lui-même veut récupérer, avant d'entreprendre une tâche difficile, ou pour diminuer sa peur.

La technique du Yoga va surtout aider la débutante à rendre sa respiration longue, harmonieuse et continue. Souvent, surtout pendant la période de grossesse, la respiration, plus haute, se raccourcit ; plus sensible à toutes sortes d'émotions, la future maman la voit devenir hachée, saccadée.

La respiration a aussi un caractère unique puisque c'est la seule fonction physiologique automatique sur laquelle notre conscience puisse avoir une action directe. Cela peut donc permettre un meilleur contrôle de nous-mêmes et, avec de l'entraînement, une maîtrise de nos fonctions physiologiques inconscientes.

Il a cependant été prouvé que certains Yogis pouvaient obtenir le contrôle des battements du cœur, des contractions de l'intestin ou une maîtrise totale des sphincters anaux. Cette maîtrise demande un entraînement intense sur plusieurs années et les techniques requises sont peu abordables pour un Occidental et requièrent la surveillance constante d'un maître. En outre, on risquerait de tomber dans le spectaculaire, l'extraordinaire, alors que les exercices respiratoires simples, les techniques de relaxation peuvent être réalisés par tous, pour leur plus grand bien et sans danger s'ils sont pratiqués avec beaucoup de modération.

E) LES QUATRE TEMPS DE LA RESPIRATION, LES RYTHMES

Lorsque l'on prend le temps d'observer sa respiration, on s'aperçoit qu'outre les deux temps de l'inspiration et de l'expiration, il en existe deux autres, en rétention poumons pleins et une en poumons vides. Ces moments d'apnée sont très importants, tant sur le plan physiologique que sur celui de la conscience.

En fin d'inspiration les poumons pleins permettent aux alvéoles pulmonaires de se recharger en oxygène et en énergie (voir *pranayama* ci-dessous) et au pratiquant de mieux fixer son attention, d'observer le lien entre sa respiration et l'activité du mental. La concentration se faisant sur cette rétention, automatiquement le tourbillon incessant des pensées s'arrête. Cette aide pourra être très précieuse à la future maman qui ne pourra pas se laisser entraîner par son imagination.

En fin d'expiration, le temps de poumons vides fait prendre conscience de ce qu'est la notion de vide, de vacuité. Il permet de sentir la force de vie qui est en nous car l'appel d'air de l'inspiration se produit automatiquement. Pour aider ce mécanisme on rentre légèrement le ventre en fin d'expiration, ce merveilleux ballon d'air qu'est le tronc et où palpite un enfant qui lui aussi respire.

La future maman qui pratique ces rétentions devra faire attention à ne pas les forcer. C'est d'ailleurs une des notions fondamentales du Yoga : les exercices, les postures, le travail quotidien se réalisent toujours en douceur, en détente, ce qui n'empêche nullement la fermeté, le dynamisme et la vitesse d'exécution, quand cela est nécessaire.

Combien voit-on de gens toujours pressés, les mâchoires serrées, qui ne sont pas plus efficaces pour autant et qui sont épuisés en fin de journée?

Sur le plan technique, la future maman pourra s'exercer à ces quatre temps en insistant sur l'expiration qu'elle cherchera à rendre deux fois plus longue, au fur et à mesure de la pratique du Yoga. (Bien sûr, à un certain moment de la grossesse, le diaphragme, dont l'amplitude sera diminuée, ne permettra plus de tant allonger l'expiration.)

Outre ces exercices très simples qui consistent à observer ce processus respiratoire et à allonger l'inspire et l'expire, elle peut s'aider dans la pratique avec différents rythmes. Ils permettent de se concentrer davantage et de pouvoir contrôler les progrès. Le choix du rythme respiratoire va favoriser le calme, l'intériorisation ou au contraire stimuler, tonifier selon que l'on pratique le matin, le soir ou selon aussi les postures travaillées et le type de pranayama choisi. Sans danger, la future maman aura intérêt à choisir un rythme appelé *samana*, qui permet une respiration calme et tranquille. Si la respiration est de 16 secondes, l'inspiration durera 4 secondes, le temps de poumons pleins 2 secondes, l'expiration 8 secondes, le temps de poumons vides, 2 secondes.

La base du rythme est alors la suivante : 1 - 1/2 - 2 - 1/2.

1 — inspiration - 1/2 — poumons pleins
2 — expiration - 1/2 — poumons vides

Si l'inspiration est de 3 secondes, on aura alors :

3 - 1,5 - 6 - 1,5 -

Si l'inspiration est de 6 secondes, on aura :

6 - 3 - 12 - 3 - etc.

F) LA RESPIRATION CELLULAIRE

Pendant la période de grossesse, l'enfant respire avec tout son corps et est baigné dans le souffle de sa mère. C'est seulement le jour de la naissance qu'il entrera en contact direct avec l'air du monde extérieur. D'une respiration avec toutes ses cellules, il passera à une respiration pulmonaire. Tout le travail du Yoga va consister à retrouver cette pulsion respiratoire cellulaire devenue inconsciente (d'où l'importance aussi des méthodes dites douces d'accouchement pour assurer une transition lente pour le bébé qui vit dans un monde chaud et sécurisant, où la lumière est diffuse, les sons atténués).

Mais d'importants blocages (gorge, plexus solaire, diaphragme, ceinture pelvienne et scapulaire) ne permettent pas au souffle de circuler librement dans tout le corps. Les postures du Yoga vont donc permettre de dénouer les articulations, d'étirer les muscles. La circulation de l'énergie pourra alors s'effectuer dans tout le corps. Au fur et à mesure de la pratique, la respiration deviendra de plus en plus lente, superficielle et la sensation de « suspension de souffle » pourra être de plus en plus souvent observée. En fait, on pourrait dire que la respiration se fait donc par tout le corps, que ce sont toutes les cellules qui absorbent le souffle et que par le Yoga on retrouve la respiration primaire du fœtus. Peut-être le paradis perdu ?

PRANA ET PRANAYAMA

La vision indienne du corps et de l'univers n'est pas la seule à parler de cette force, cette vie, cette vitalité appelée énergie ou « prana ». On retrouve cette notion fondamentale au Japon : c'est le *Ki*, activité invisible emplie de l'énergie du cosmos qui se retrouve dans le corps, les cellules de l'être humain. C'est aussi le *pneuma* de la tradition grecque, l'« *orgone* » des travaux de Reich. Chaque tradition, chaque civilisation a eu conscience de cette énergie qui forme le corps subtil de l'homme (« corps lumineux » pour les pythagoriciens, « corps glorieux » pour les Pères de l'Église).

Mais lorsque le processus d'incarnation dans la matière intervient, l'être humain n'a plus conscience de cette force unique, immuable, indestructible ; il en a l'aspiration malgré l'oubli de sa source. Or, cette force d'énergie peut être réveillée, on peut en prendre conscience grâce au Yoga et en particulier par le *pranayama*, contrôle rythmique de la respiration.

Cette énergie, ce *prana*, circule à travers des sortes de canaux (*nadi*) qui ont des ramifications dans tout le corps. Et c'est grâce au *pranayama* que l'énergie cosmique est captée ; elle va se transformer dans des espaces vibratoires, sorte de centres d'accumulation d'énergie appelés *chakra* (littéralement roue, cercle). Ce travail de transformation d'énergie, qui est un réflexe naturel, peut être rendu volontairement conscient et contrôlé par ces exercices de maîtrise respiratoire ou *pranayama*.

Bien que ces *chakra*, « espace de vibrations », soient en relation étroite avec les ganglions, plexus et artères, (tout comme les méridiens et points d'acupuncture), ces centres d'énergies sont relativement autonomes.

Cette énergie circulera d'autant mieux dans le corps qu'il y aura moins de blocages ; cette circulation sera favorisée par le travail de la conscience, grâce en particulier à l'observation du souffle. Cette observation et cette circulation seront facilitées par des techniques respiratoires spécifiques que nous offre le Yoga, source inépuisable de supports, de moyens, permettant une meilleure connaissance de soi, le rétablissement des fonctions naturelles de l'organisme, le maintien et le développement de son potentiel vital originel.

Circuits d'énergie en Yoga dans lesquels circule le prana, *énergie subtile et présente dans tout l'univers et dans toutes les cellules de l'être humain. (Les* chakra *sont ici représentés symboliquement.)*

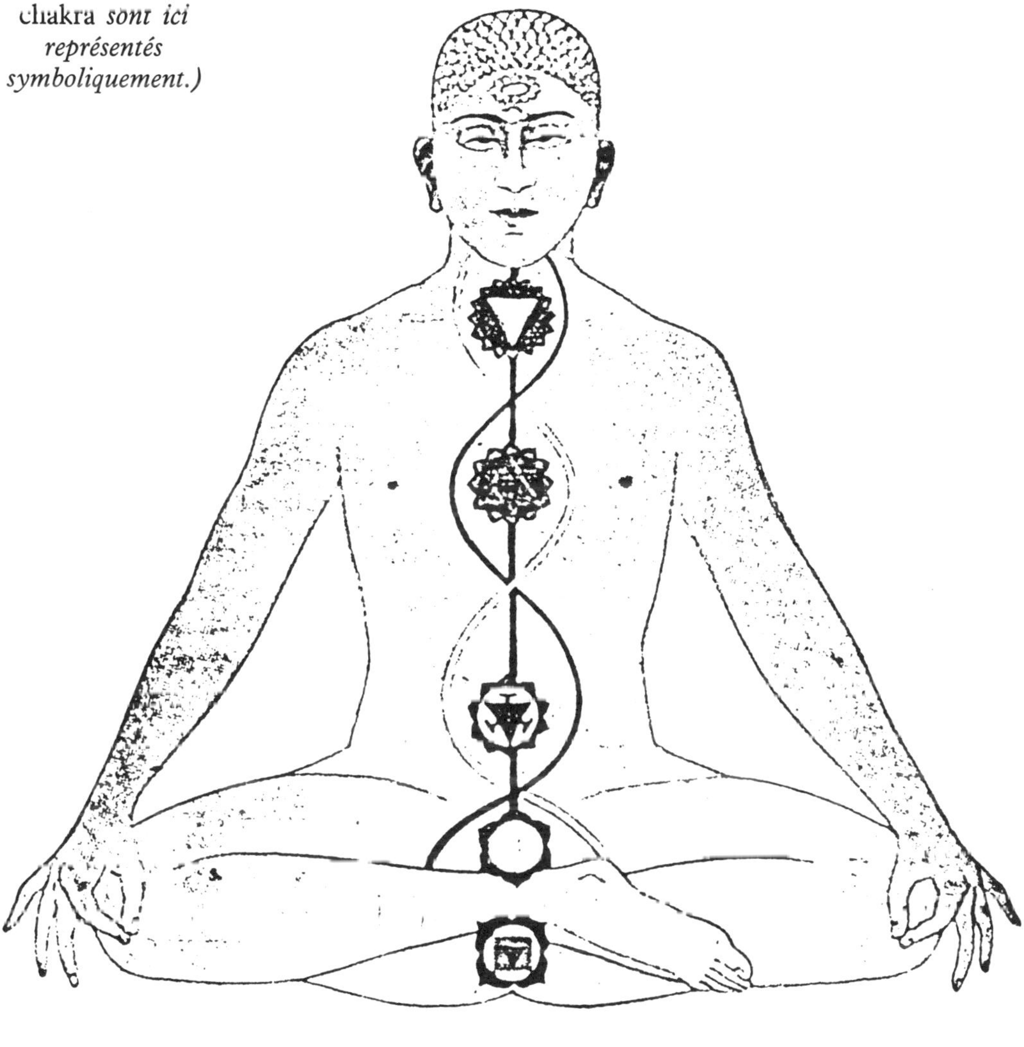

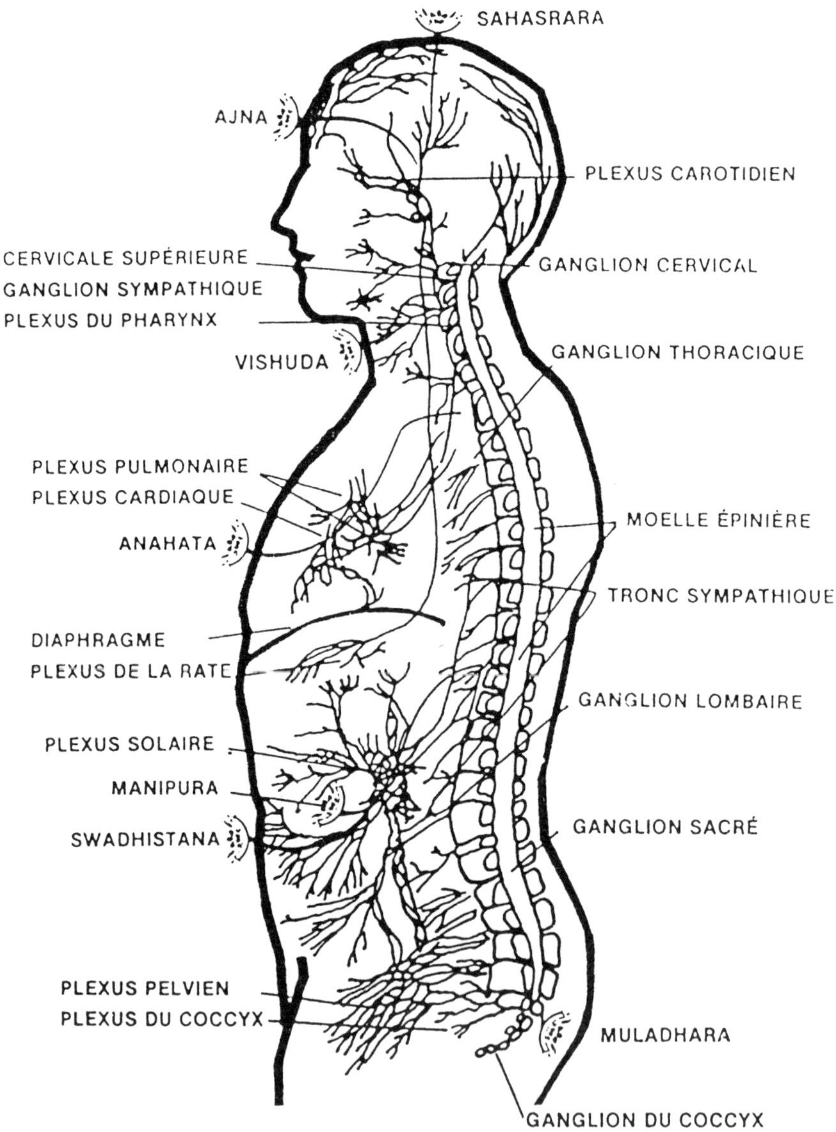

CORRESPONDANCES ENTRE CHAKRAS, PLEXUS ET GANGLIONS

(Planche tirée de Les Couleurs pour votre santé *de Gérard Edde, éd. Dangles, p. 129.)*

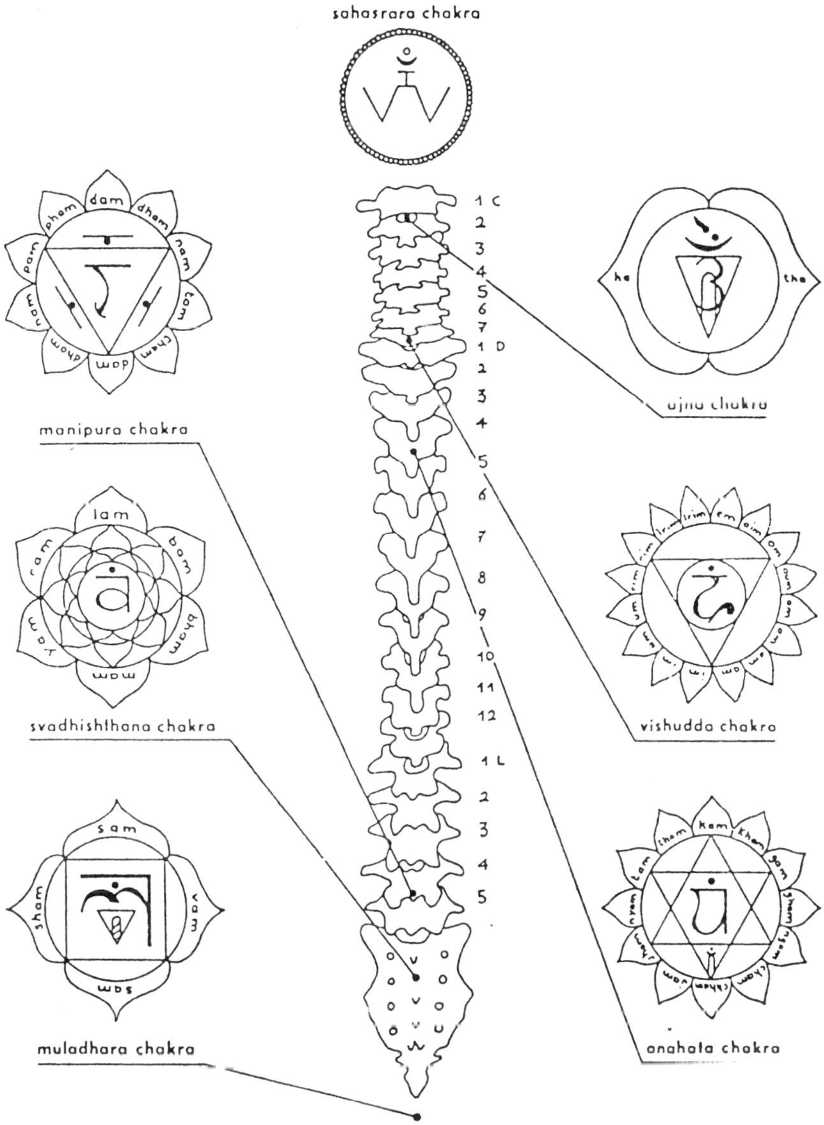

TABLEAU SYNOPTIQUE DES SEPT CHAKRAS *PRINCIPAUX*

(Planche tirée de Yoga, maîtrise de la personnalité, *de L. Ferrer, Le Courrier du livre, p. 23.)*

LES TECHNIQUES RESPIRATOIRES SPÉCIFIQUES

Pour la pratique du *pranayama*, la future maman devra s'installer dans une posture assise, un coussin ou une couverture sous les fessiers.

Elle pourra même s'installer confortablement sur une chaise, du moment que sa colonne vertébrale est bien érigée depuis sa base jusqu'au cou, que sa tête pende pour que le menton repose dans le creux formé entre les clavicules et le sternum. C'est le *jalandhara bandha* décrit au chapitre « Les exercices conseillés » (cependant certains *pranayama* peuvent être pratiqués allongée sur le dos et sans ce *bandha*).

Pour contrôler, régulariser l'écoulement de l'air dans les narines, l'annulaire de la main droite bouchera la narine gauche tandis que le pouce appuiera sur la narine droite ; pendant les exercices de *pranayama*, la future maman devra être vigilante sur le relâchement de tout son corps (visage, épaules, bras, cuisses) et, les yeux fermés, elle devra porter toute son attention sur le va-et-vient du souffle. C'est avec la plus grande modération qu'elle pratiquera le *pranayama* pour, après ces exercices, s'allonger et se détendre en *savasana*.

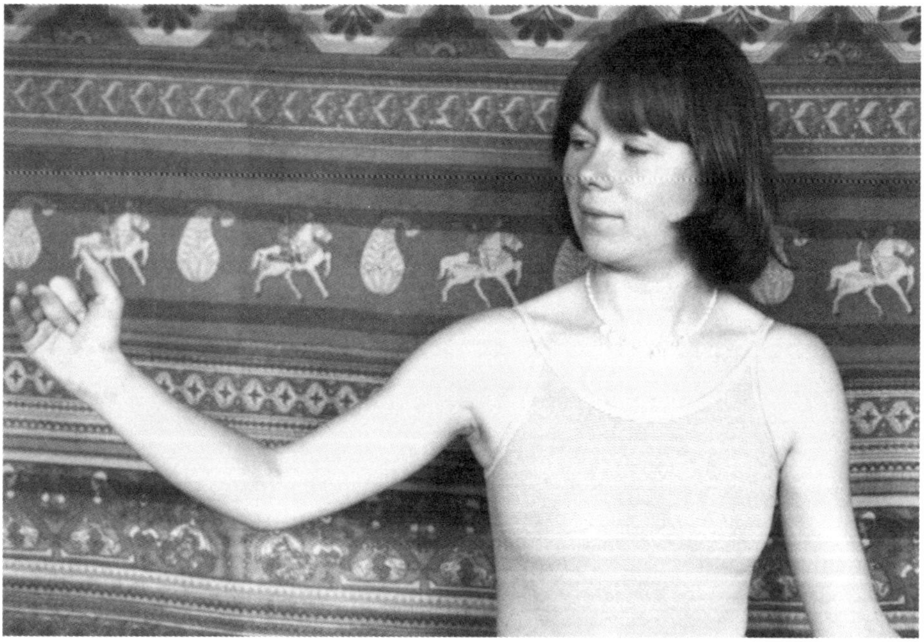

Ci-dessus, position des doigts pour la pratique du pranayama. *(Quand on ne peut pas plier l'index et le majeur, on les garde étendus pour les placer, pendant les exercices respiratoires, à la racine du nez.)*

A) *UJJAYI PRANAYAMA*

Cette technique est aussi importante que la respiration complète puisqu'elle va permettre à la future maman de bien respirer dans le haut de la poitrine, tout en rendant mobile cette région et d'avoir à sa disposition un moyen sûr et efficace d'accompagner ses contractions lors de l'accouchement. En effet, *ujjayi* (qui peut être pratiqué n'importe quand dans la journée, en marchant ou en position couchée), non seulement aère les poumons, mais défatigue, tonifie l'organisme tout en apaisant le système nerveux. Elle pourra donc respirer plus ou moins rapidement selon ses besoins sans être fatiguée, essouflée ou asphyxiée, tout en conservant une impression de fraîcheur dans le fond de la gorge.

Dans une posture immobile et détendue, l'inspiration, par les deux narines, se fera lentement, profondément, régulièrement. Le passage de l'air sur la voûte du palais va produire un son (à l'inspire comme à l'expire) la glotte étant volontairement rétrécie. Après avoir rempli les poumons et gardé l'air deux ou trois secondes, viendra l'expiration, également très lente et régulière, puis une légère rétention poumons vides. On ne s'occupera pas ici du rythme respiratoire (simplement l'expire plus long que l'inspire).

B) *NADI SODHANA PRANAYAMA*

Ce *pranayama* est destiné à nettoyer, purifier (*sodhana*) les canaux d'énergie (*nadi*). C'est une respiration alternée dont un cycle est constitué par (pratiquer plusieurs cycles pendant cinq à dix minutes) :

— inspirer par la narine droite (narine gauche fermée par l'annulaire droit);

— expirer par la narine gauche (narine droite fermée par le pouce droit);

— inspirer par la narine gauche (narine droite toujours fermée par le pouce droit);

— expirer par la narine droite (narine gauche fermée par l'annulaire droit);

— et on reprend : inspirer par la narine droite, etc.

La posture assise est la même que pour *ujjayi* (avec *jalandhara bandha*). Les rétentions de souffle (poumons pleins et poumons vides) ne doivent pas déranger le rythme et l'égalité de l'inspiration et de l'expiration. Cette pratique entraîne une meilleure oxygénation du sang, un contrôle respiratoire, le calme et la lucidité de l'esprit.

C) *BHASTRIKA PRANAYAMA - KAPALABHATI PRANAYAMA*

Bhastrika est un soufflet de forge. *Kapalabhati*, purification des sinus, est une forme atténuée de *bhastrika*.

Une femme consciente de l'importance de la respiration, soucieuse de son bien-

Ci-dessous, nadi sodhana pranayama *: alternativement, en bouchant une narine puis l'autre, inspiration à droite, expiration à gauche, inspiration à gauche, expiration à droite.*

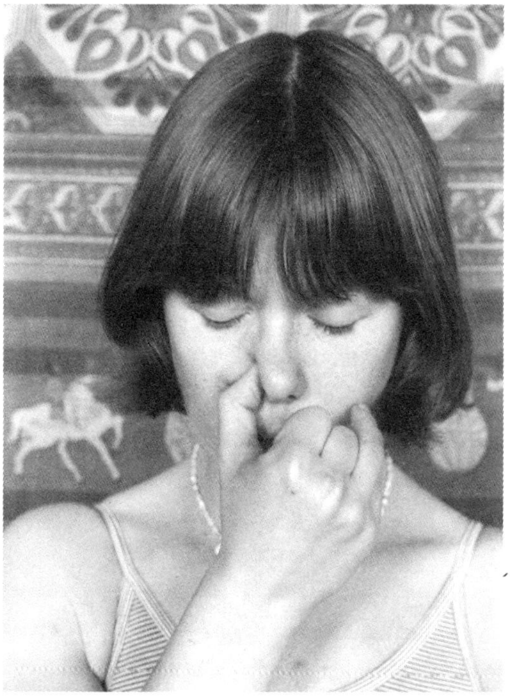

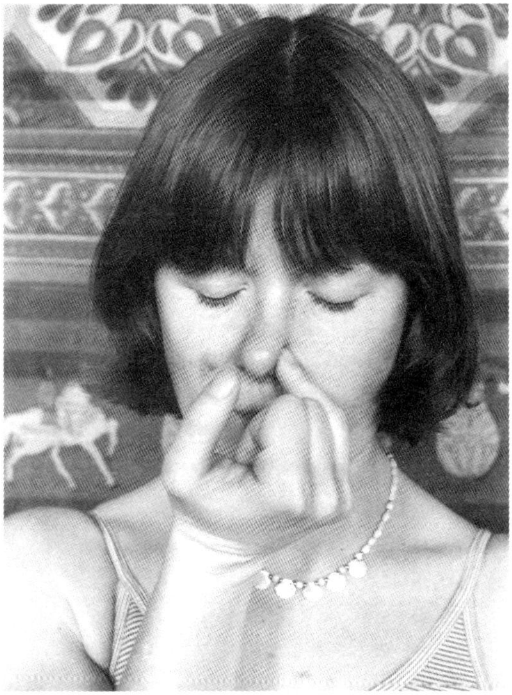

être, n'est pas obligée d'attendre d'être enceinte pour commencer le Yoga ! Plus elle commence tôt, plus elle bénéficiera des effets de la pratique, et son entraînement, s'il est assidu et régulier, lui permettra d'aborder des techniques de plus en plus intéressantes (effectuées sous le contrôle d'un professeur expérimenté). Cependant il faut un début à tout, et remercions le Yoga de mettre à notre disposition toute une panoplie de techniques qui répondent à des besoins spécifiques mais aussi qui permettent de s'adresser à des personnes peu expérimentées. Il s'agit alors peut-être plus d'une gymnastique respiratoire que d'un véritable Yoga, mais l'important, en dernier lieu, est le bien-être de la future maman.

Quel que soit le nom de la technique (Yoga, *rebirthing*, bio-énergie...), celle-ci ne constitue jamais un but mais uniquement un moyen. (En effet, théoriquement, le Yoga ne s'adresse qu'à des personnes « saines » et bien portantes. Y aurait-il beaucoup de pratiquants dans les cours ?)

Les mains posées sur les côtes permettront de sentir et d'aider le travail respiratoire pour *bhastrika*. Par les deux narines, il faut inspirer rapidement et énergiquement et expirer rapidement et fortement (cela donne un bruit comparable à celui d'un soufflet et inspirer et expirer constituent un cycle). Six à douze cycles devront être réalisés mais si cet exercice fatigue il faudra effectuer *kapalabhati* : l'inspiration est plus lente mais l'expiration reste toujours énergique. Puis il faut reposer les poumons et le diaphragme en reprenant des respirations comme dans *ujjayi* et se détendre en *savasana*.

Cet exercice va être pratiqué de six à douze fois par chaque narine en plaçant les doigts comme dans *nadi sodhana*. Viendra ensuite de nouveau *ujjayi* puis *savasana*. Faire cet ensemble de 3 à 4 séries.

En résumé, 3 à 4 séries de :

— *bhastrika* par les deux narines, 6 à 12 fois (ou *kapalabhati*);

— *ujjayi*;

— *savasana*;

— *bhastrika* alterné par chaque narine 6 à 12 fois (ou *kapalabhati*);

— *ujjayi*;

— *savasana*.

Ce *pranayama* améliore la digestion, dégage le sinus, donne une sensation de rafraîchissement et stimule l'ensemble de l'organisme.

D) *VILOMA PRANAYAMA*

Technique respiratoire qui va «contre l'ordre naturel des choses» ou à «rebrousse-poil» (*loma* signifie poil). En effet, l'inspire et l'expire seront réalisés par paliers. Quant à la posture elle est la même que pour les autres *pranayama*, avec, toujours, *jalandhara bandha*.

Dans un premier temps, le travail se fera sur l'inspiration : au lieu d'inspirer d'une façon continue et régulière, il faut entrecouper l'entrée d'air de pauses; si l'inspiration totale est de 6 secondes, il faudra inspirer 2 secondes, faire une pause de 2 secondes, puis continuer d'inspirer 2 secondes, puis une nouvelle pause et encore une dernière fois, inspirer plus pause; au total, l'inspiration sera alors de 12 secondes et non de six. L'expiration lente, régulière, continue se fera en *ujjayi*. Répéter ce cycle une dizaine de fois.

Dans un second temps, c'est le temps d'expiration qui sera doublé grâce à des pauses, dont chacune sera égale au temps d'expire. L'inspiration se faisant en *ujjayi* avec *jalandhara bandha*. Non seulement ce *pranayama* favorise le développement des capacités respiratoires mais il oblige la pratiquante à une totale concentration.

E) *ANULOMA PRANAYAMA*

Ici l'inspiration se fera pas les deux narines et l'expiration se fera alternativement par l'une ou l'autre narine en utilisant le pouce et l'annulaire comme dans *nadi sodhana pranayama* (B). Les effets sont identiques à ceux produits par ce *pranayama* ainsi qu'*ujjayi*. Il oblige toujours à une meilleure écoute de sa respiration qui s'affine, devient plus longue, plus régulière et, le temps d'expiration augmentant, le calme mental s'installe automatiquement.

F) *PRATILOMA PRANAYAMA*

C'est le contraire du *pranayama* précédent. L'inspiration se fera alternativement par l'une ou l'autre narine, l'expiration par les deux.

G) LES RÉTENTIONS DE SOUFFLE

Ce blocage du souffle (*kumbhaka*) se réalise avec les trois *bandha* (*jalandhara*, *uddiyana* et *mula*) décrits au chapitre « Les exercices conseillés ». Cet exercice est destiné, non à battre des records d'apnée, mais à mieux contrôler sa respiration poumons pleins et poumons vides et à goûter, à être davantage à l'écoute du souffle.

Après une rétention du souffle en fin d'expiration, comment ne pas s'émerveiller de cet appel, de ce flux respiratoire qui envahit le corps, automatiquement, inconsciemment, naturellement? Outre l'intérêt à s'habituer à ces blocages (qui se font pendant l'accouchement) en les rendant volontaires et conscients, par cette technique la future maman peut sentir et observer que la vie riche, pleine, est une force qui nous appelle, nous pénètre à chaque respiration ! Alors que ce don merveilleux nous est offert gracieusement, a-t-on le droit, en remerciement, de se laisser envahir par l'angoisse, la « déprime », le stress? Le Yoga fait prendre conscience de cette richesse, de ce joyau intérieur, qui, miracle, va en engendrer un autre. L'usage n'est-il pas de placer un diamant merveilleux dans un écrin qui correspond à sa valeur? Alors, à l'enfant qui est déjà là, offrons un écrin corporel et mental solide, beau, positif, qui lui donne dès maintenant les moyens de protéger sa valeur.

H) *BHRAMARI PRANAYAMA*

Mêmes indications que pour *ujjayi* (A). Cependant à l'expiration on produit un son semblable au bourdonnement de l'abeille (*bhramara*). Cette technique est intéressante à de nombreux points de vue : l'expiration étant sonorisée, la pratiquante peut observer si elle a vraiment un bon contrôle respiratoire ; elle est sûre de bien vider ses poumons ; la gorge et la cage thoracique sont forcément détendues, sinon le son est saccadé ; les vibrations produites par l'émission de ce son entraînent un massage de tous les organes, apaisent le système nerveux, relaxent tout le corps et harmonisent le psychisme. Pour être davantage à l'écoute de ce bourdonnement, on peut se boucher les oreilles avec les index.

I) *SITALI* ET *SITAKARI PRANAYAMA*
(« froid et ce qui provoque le froid »)

Ces deux *pranayama* rafraîchissent tout l'organisme ; en *sitali*, la bouche est en forme de O alors que la langue, sortie, est enroulée de façon à former comme une espèce de gouttière. A l'inspiration, l'air sera aspiré comme avec une paille et produira une sensation de fraîcheur, dans la gorge et les poumons.

Une fois ces poumons remplis, la langue est rentrée, la bouche fermée ; puis l'expiration se fait en *jalandhara bandha*, sonorisée comme dans *ujjayi*.

Sitakari, variante de *sitali*, se réalise en écartant légèrement les lèvres et les dents ; la sensation de fraîcheur à l'inspiration se fait sentir dans tout le palais et sur les gencives (et la position de la bouche est celle du sourire !). L'air est expiré de la même façon que pour *sitali*.

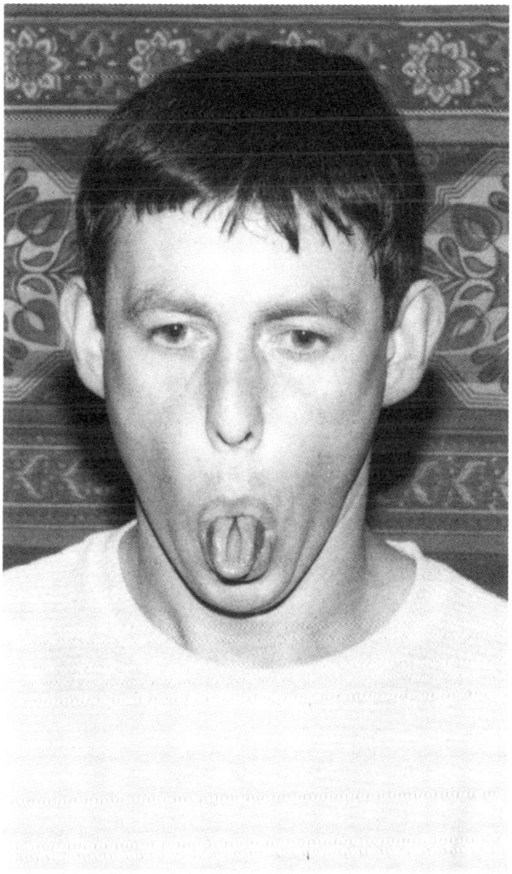

SITALI : *la bouche est en forme de O.*

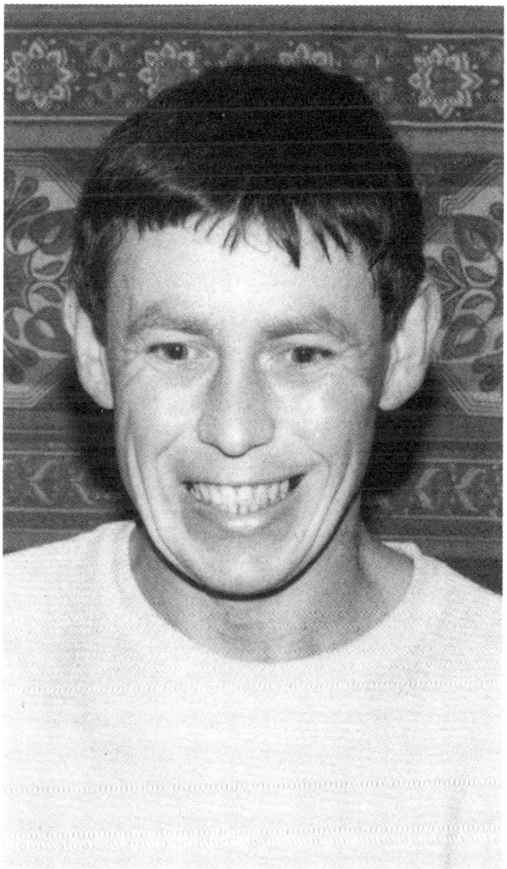

SITAKARI : *lèvres et dents légèrement écartées.*

Ces deux techniques permettent de lutter contre la sensation de soif, stimulent les glandes salivaires et l'appareil digestif.

Cinq ou six cycles respiratoires de l'un de ces procédés peuvent être effectués.

RESPIRATION, CONSCIENCE, MOUVEMENTS, VIE QUOTIDIENNE

Le résultat d'une juste pratique corporelle, quelle qu'elle soit, doit pouvoir être perçu à travers tous les actes de la vie quotidienne. Inversement, la prise de conscience, l'observation, l'attention portée aux instants de la vie de tous les jours doivent entraîner de rapides progrès dans la pratique.

La grossesse va permettre à la future maman d'être plus vigilante par rapport aux mouvements du corps dans tous les déplacements et sur ses postures ou attitudes d'immobilité ; pour ne prendre que quelques exemples parmi tant d'autres, on pourra citer : la façon de s'asseoir, la façon de soulever un objet assez lourd, celle de se tenir à table, la position de son corps pendant son activité professionnelle (l'ergonomie a bien mis en évidence la corrélation entre l'attitude du corps qui peut être améliorée pour le bien-être et la santé du travailleur mais aussi peut favoriser l'atmosphère générale de l'entreprise et sa productivité. Le corps, lui-même mini-entreprise fonctionnant 24 heures sur 24, mérite donc bien notre attention, notre bienveillance et nos remerciements.)

Il s'agit donc de s'observer en train d'agir et de corriger telle ou telle attitude, tel mouvement qui pourraient nuire à notre corps : l'attention pourra être portée, de temps en temps, sur la sensation de verticalité de la colonne vertébrale, l'enracinement des plantes des pieds, la respiration et où en est notre mental (jusqu'où nos idées nous ont-elles entraînés ?).

Des exercices simples, déjà mentionnés, de courtes détentes peuvent permettre une rapide correction et un réajustement, si nécessaire, des parties du corps tendues, crispées.

La vision psychosomatique de l'individu n'est pas une vision de doux rêveurs, d'illuminés ou de charlatans, mais une réalité concrète, présente d'ailleurs dans toutes les grandes traditions. Le christianisme (qui forge depuis des siècles notre mentalité) insiste sur les actions de la vie quotidienne : modération envers l'argent, la nourriture, attitude de respect envers autrui, etc. La tradition du Yoga expose d'une façon très détaillée (les *Yoga Sutra* de Patanjali) les grands commandements ou discipline morale qui doivent régir notre vie individuelle et celle de la société. Enfin, pour ne citer qu'un dernier exemple, la tradition du Zen offre à travers l'art floral (*ikebana*), la calligraphie (*kakemono*) et la cérémonie du thé (*chanoyu*) des manières d'éduquer par le corps, par la concentration, par des gestes simples. Cet entraînement à des actes délicats doit conduire à une attitude respectueuse, paisible, tranquille et est utilisé comme voie spirituelle.

La maîtrise du souffle et une respiration correcte ont donc des effets incalculables sur l'organisme et la santé psychique de la future maman. Mais aux bienfaits des postures de Yoga et du *pranayama* peuvent s'ajouter ceux créés par les exercices de relaxation, de concentration et la pratique de la méditation.

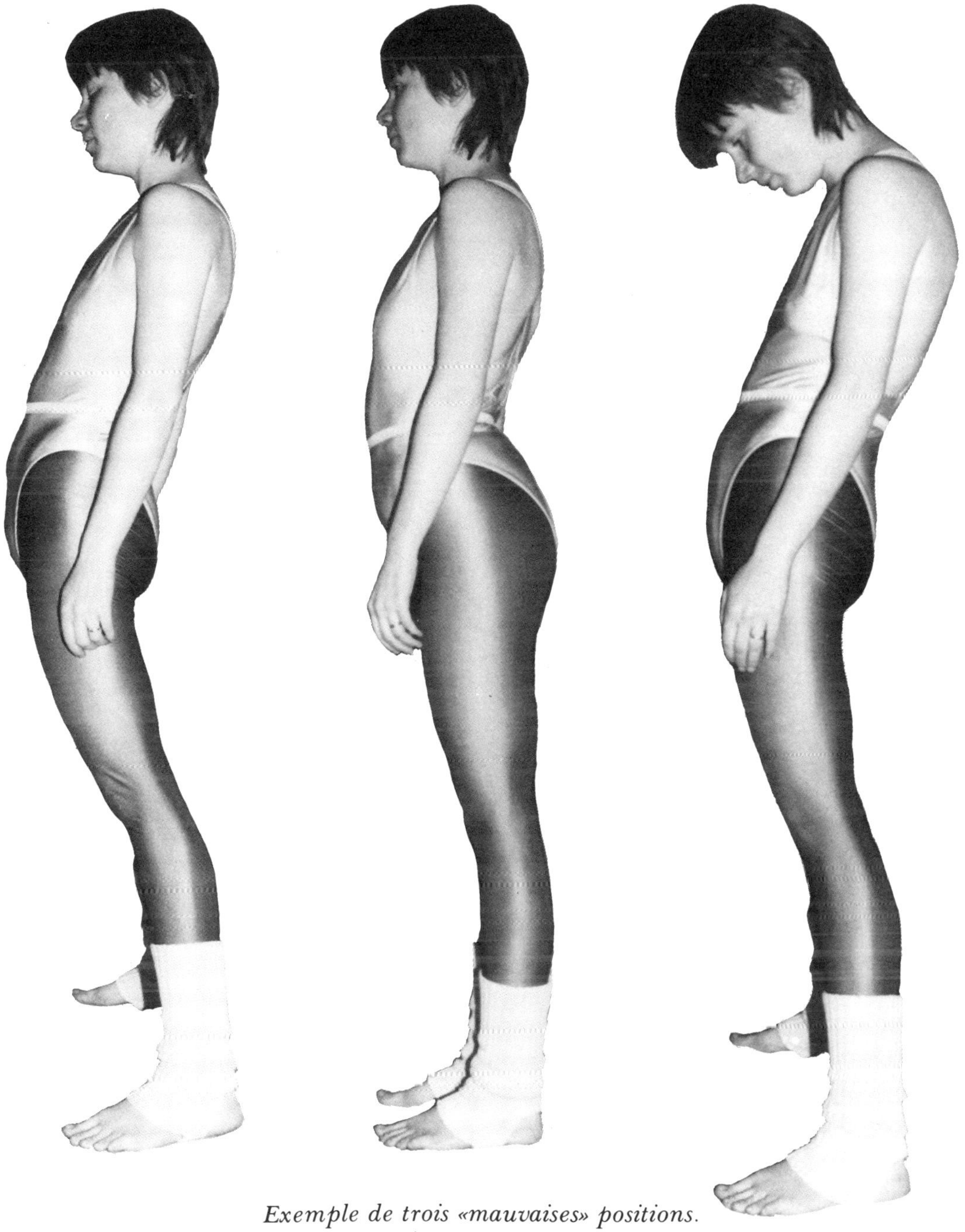

Exemple de trois «mauvaises» positions.

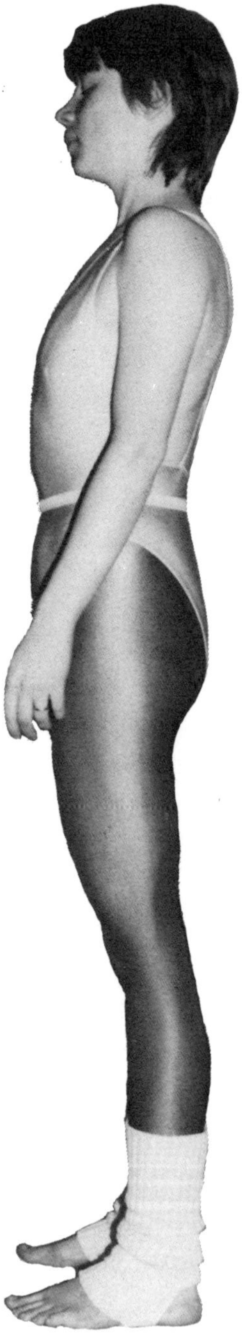

Conserver une sensation de verticalité au niveau du dos en diminuant les courbures cervicale et lombaire, trop souvent accentuées.

LA RELAXATION

POURQUOI LA RELAXATION ?

Arrêtons-nous quelques instants pour observer notre monde dit « moderne ». Malgré une relative prospérité, un certain confort matériel, des progrès techniques et scientifiques incessants, l'être humain se laisse inexorablement entraîner par le « stress ». On ne peut malheureusement constater que les taux d'alcoolisme, de maladies mentales et de suicides ne sont pas en régression. Des millions d'êtres ont de plus en plus de difficultés à faire face aux exigences de la vie moderne, qui, sous une apparence feutrée, ressemble plus à une jungle impitoyable dans laquelle il faut s'adapter ou disparaître. Face à cette situation, dans tous les pays « civilisés ou développés », la vente de somnifères, de tranquillisants, de pilules contre la migraine ne cesse d'augmenter. Or ces drogues (dans la mesure où on ne peut plus s'en passer) soulagent temporairement, mais quand les effets s'estompent, les problèmes ressurgissent de façon accrue.

Cet état de fait diminue la résistance de l'organisme, affaiblit le système nerveux et entraîne au surmenage, voire à l'épuisement.

Nombreuses sont les maladies qui ont pour cause le non-respect de certaines règles d'hygiène (déjà évoquées) et le bon sens voudrait que la future maman évite au maximum tout ce qui peut augmenter ses tensions, qui peuvent être classées en trois catégories :

— la tension musculaire ou physique : les muscles volontaires reliés au squelette, grâce auxquels nous agissons à volonté et les muscles lisses, qui échappent ordinairement au contrôle, se contractent bien plus qu'ils ne devraient par rapport aux besoins ;

— la tension mentale ou psychique : les difficultés de la vie, le bruit, les émetteurs (télé, radios...), le verbiage accroissent le fossé qui sépare l'être humain tendu de l'être calme, tranquille et serein. Des relâchements provisoires tels que boissons, somnifères, cigarettes, télévision, n'empêchent nullement, pour beaucoup de personnes, un sommeil agité, une grande fatigue et entraînent l'individu dans un cercle vicieux : tension → anxiété → peur → agressivité → tension... ;

— la tension émotionnelle : à l'époque des voyages spatiaux, de découvertes scientifiques extraordinaires, de progrès techniques quotidiens, l'être humain acquiert rarement un calme et une paix intérieurs ; on le croirait rongé par un mal souterrain, souvent inconscient (insomnie, irritabilité) et qui lui fait rechercher à l'extérieur de lui-même des dérivatifs ou des solutions qui ne peuvent être que provisoires (somnifères, tranquillisants).

Pour lutter efficacement contre ces états de tension, il faut apprendre à rééduquer tout son mental :

— en étant vigilant sur son alimentation, pour éviter les troubles et donner à l'organisme des moyens sains de se recharger ;

— en se donnant les moyens de fortifier sa structure physiologique et psychique par la pratique d'activités corporelles pour ne pas offrir aux maladies un terrain facile à conquérir ;

— en se disciplinant quant à la régularité des horaires de repos et au respect de notre horloge biologique ;

— en expérimentant des méthodes psychosomatiques de traitement ou de prévention qui permettent au corps de se détendre, de se recharger (pour un meilleur influx nerveux) et qui ne créent pas de dépendance.

La relaxation va donc permettre à l'être humain et en particulier à la future maman de se détendre, se défatiguer, de relâcher ses muscles, de recharger son influx nerveux, de calmer son mental. Pour son bien-être, celui de son enfant, mais aussi pour son entourage, elle pourra choisir une méthode de relaxation qui lui convienne parmi toutes celles proposées de nos jours.

LES DIFFÉRENTES MÉTHODES DE RELAXATION

— Les méthodes de détente les plus simples sont celles qui reposent sur des exercices de psychomotricité et sur la kinésithérapie de mobilisation. Les tensions sont traitées par des sortes d'exercices de gymnastique dirigés et pouvant être complétés par la pratique d'un sport ou d'exercices en salle.

La méthode américaine, dite de « Jacobson », est élaborée. Elle vise à fournir une prise de conscience directe, au niveau de chaque segment du corps, des différences entre les sensations de tension et de détente. La personne est ainsi concentrée sur son propre corps et observe les points précis de tension musculaire.

— Une autre méthode, celle de Jarreau et de Klotz, proche de celle de Jacobson, consiste à faire prendre conscience des tensions musculaires subconscientes de certaines zones particulières du corps, en ce sens que leur tension s'accroît avec l'angoisse : épaules, nuque, muscles frontaux, régions paravertébrales...

— Le training autogène, conçu par le psychiatre allemand Schultz, est basé sur l'observation que la détente pourrait être acquise à la suite d'un apprentissage conscient de sensations : sensations de pesanteur, de chaleur... Cette prise de conscience de sensations s'accompagnant d'une détente musculaire franche. Cette méthode est largement utilisée en psychothérapie.

— Le rêve éveillé dirigé de Desoille, qui repose sur la production de scénarios imaginaires, s'accompagnant simultanément d'une détente corporelle.

— D'autres méthodes telles que la sophrologie, la méditation transcendantale et des techniques mises au point en Californie (celles, par exemple, de Lowen et de Perls) sont toutes, sans exception, inspirées des techniques yoguiques et n'en sont que des versions adaptées. Ce n'est qu'une question d'honnêteté historique, et il n'y a qu'à lire les écrits du docteur Caycedo et de Schultz pour s'en convaincre : ils se réfèrent tous au Yoga ou ont vécu dans un ashram ! Mais ceci importe peu car quel que soit le nom donné à la méthode, les résultats sont là, très satisfaisants, et prouvent simplement une prise de conscience collective quant à la possibilité de régler, à volonté, la bio-énergie ou énergie vitale de notre corps.

LA RELAXATION YOGUIQUE

Elle offre à la future maman toute une gamme de techniques qui vont pouvoir répondre à son tempérament et ses besoins du moment.

LES CONDITIONS POUR LA PRATIQUE

Pour rendre plus efficace cette recherche de lâcher prise, de non-vouloir, certaines conditions doivent être respectées en ce qui concerne le lieu, le moment, la durée, la position et la préparation.

— *Le lieu :* comme pour une séance de Yoga, il est recommandé de choisir une pièce aérée avec un éclairage tamisé et une température agréable (en cours collectif il ne faut pas être gêné par le voisin). On peut se couvrir avec une couverture ou se glisser dans un sac de couchage car la sensation de froid est toujours ressentie d'une manière désagréable et tend à contracter le corps.

— *Le moment :* dans la mesure des possibilités de chacune, il est conseillé de pratiquer la relaxation le matin au réveil ou le soir avant de s'endormir. Mais quand on est habitué à cette pratique, quelques minutes de relaxation peuvent être réalisées à n'importe quel moment de la journée.

— *La durée :* elle peut varier en fonction de plusieurs facteurs : le temps dont on dispose et qui fera alors choisir tel type de relaxation plutôt que tel autre. Dans un premier temps, c'est le professeur qui guidera l'élève ou les élèves et choisira la durée en fonction de la structure de son cours ou de l'état de ses élèves (l'un n'allant pas sans l'autre).

— *La préparation :* l'idéal pour obtenir les effets maximum de la relaxation est dans un premier temps de préparer le corps. La raideur et une tension généralisée étant les principaux obstacles (ainsi que les douleurs), une séance de postures de Yoga, même courte, permet au corps de mieux vivre l'immobilité requise pour la relaxation.

— *La position :* la position classique pour la relaxation yogique est la posture *savasana*, posture du cadavre ou de « l'homme mort » (*mitrasana*). Quelle que soit la façon dont on procède (prise de conscience du souffle, contraction-décontraction...), la personne doit être confortablement installée. Pour cette raison elle s'aidera au début avec des coussins ou des couvertures pliées qu'elle placera sous la nuque, sous les lombaires, les fessiers ou les cuisses, afin de pouvoir rester allongée tranquillement sur le dos. Cependant, si cette position est inconfortable, elle devra chercher une autre position de confort parmi celles présentées ici.

LES DIFFÉRENTES FORMES DE RELAXATION YOGUIQUE

— *Grâce au* pranayama *:* l'attention portée sur le souffle entraîne un calme mental et physique. La future maman prendra conscience des différents étages respiratoires (abdominal, costal et sous-claviculaire) puis cheminera avec son souffle des fosses nasales jusqu'au ventre sans forcer sa respiration.

On peut également, avec la pratique, observer simplement le va-et-vient de l'air dans les narines : une certaine fraîcheur à l'inspiration, une certaine tiédeur à l'expiration ; expiration dont le contact peut être perçu au milieu de la lèvre supérieure.

— *Grâce à la contraction et décontraction volontaires :* elles permettent à la future maman de sentir chaque partie du corps qui est contractée puis relâchée très lentement. Elle s'habitue à observer les sensations perçues à l'endroit précis de la contraction. On peut également s'habituer à contracter une partie du corps à l'inspiration, à la contracter davantage en rétention poumon plein (rétention légère) et à la décontracter sur une lente expiration.

— *Grâce à la conscience des contacts :* la conscience des sensations perçues par le contact de la peau et des vêtements permet d'affiner la sensibilité et entraîne un relâchement automatique des endroits où la conscience est allée. On peut également sentir chaque partie du corps en contact avec le sol et celles qui n'y sont pas. Ce type de relaxation sera approfondie en sentant le contact de l'air ambiant avec la peau et en sentant le contact du sol à travers différents objets (balle de tennis placée entre la paume de la main et le sol, morceau de manche à balai entre les omoplates et le sol).

— *Grâce au cheminement de la conscience :* cette conscience qui parcourt tout le corps équivaut à un voyage fait à l'intérieur des membres, et au fur et à mesure, à l'intérieur des organes puis à l'intérieur du cerveau. Selon les maîtres du Yoga et les observations scientifiques, il est conseillé de commencer cette relaxation soit en partant des pieds et en remontant vers la tête soit en partant du pouce droit pour détendre tout le côté droit puis le côté gauche.

— *Grâce à l'observation de sensations :* au fur et à mesure de la détente, l'attention peut être portée sur les impressions ressenties, légèreté, lourdeur, froid, chaleur ; agréable, désagréable. Mais ces sensations peuvent être induites grâce à un discours donné par le professeur (ou enregistré sur cassette) ou que la future maman peut se faire (autorelaxation).

— *Grâce à la suggestion consciente :* cette technique, appelée *samkalpa*, consiste à influencer notre état en donnant des commandements à notre subconscient. Notre comportement s'en trouvera complètement transformé car nous avons le pouvoir de modifier notre structure mentale et donc ce que l'on a coutume d'appeler notre caractère (voire peut-être aussi notre destin). Coué avait bien compris cela en inventant cette merveilleuse formule qui résume à elle seule toutes les pensées positives qu'il faudrait se répéter inlassablement chaque jour ; le *samkalpa* de Coué est : « Tout va de mieux en mieux à tout point de vue. ». Mais d'autres formules sont possibles telles que : « Je deviens dynamique et efficace... », « Ma santé s'améliore de jour en jour... », « Ma respiration est calme et tranquille... », « Tout mon corps se détend... », « Je suis calme, relaxée... », « Mon accouchement sera merveilleux... ». Et tout ce qu'une future maman peut dire avec amour à l'enfant qu'elle porte...

— *Grâce à la visualisation :* en visualisant des espaces agréables ou des objets, en mettant le corps dans des situations particulières (sur un nuage, sur une plage au soleil, dans de l'eau chaude et douce), on peut détendre le mental et surtout l'espace intérieur qui se situe derrière le front (*chidakash*). La visualisation de certaines couleurs permet également de se détendre (bleu, par exemple) et d'apprendre à se concentrer

— *Grâce à la création d'histoires :* cette technique fait appel à l'imaginaire de la personne qui désire obtenir l'état de relaxation. Une courte histoire mettra la future maman dans une situation qui favorisera sa détente corporelle et psychique. Par exemple, elle se promènera sur une plage ensoleillée et, en entrant dans l'eau, découvrira un monde paradisiaque, riche de couleurs chaudes, de formes splendides, etc. Cette technique fait appel à la visualisation mais elle peut être complétée par l'observation de sensations.

— *Grâce à la répétition de formules :* la répétition de OM, par exemple, permet à la pratiquante de se concentrer sur un seul son, de mieux expirer (OM qui se prononce A.O.Mmm... s'effectue par l'expiration), crée des effets vibratoires sur tout le corps, inhibe la formation de phrases inutiles (économie d'influx nerveux et donc d'énergie). D'autres formules dont nous avons parlé (« Je suis calme, détendue... ») agissent directement sur l'inconscient quand elles sont répétées régulièrement et entraînent un calme mental et une paix intérieure.

— *Grâce à la visualisation des centres psychiques :* il s'agit de localiser des espaces vibratoires (*chakras*) dans le corps et de visualiser leurs symboles correspondants. Il est certain que cette façon de se détendre demande déjà un bon entraînement, la surveillance d'un maître et risque quelquefois d'énerver la pratiquante à force de trop se concentrer (cf. chapitre « La respiration, le *pranayama* »).

— *Grâce à l'écoute extérieure :* la future maman prend conscience de tous les bruits extérieurs, et peu à peu elle porte son attention sur le son de son souffle. Le principe est d'intégrer dans sa conscience tous les sons de l'univers et de son corps. Cette forme de relaxation permet d'être à l'écoute, disponible ; l'habitude d'un tel entraînement sera très utile lorsque l'enfant sera né et qu'il aura besoin de beaucoup d'attention.

L'écoute d'une musique douce permet aussi de se détendre ; la future maman choisira un morceau particulier qu'elle écoutera souvent et qu'elle utilisera à la maternité pour se créer un environnement favorable.

EXEMPLE D'UNE RELAXATION

Parmi toutes les formes de relaxation proposées, l'expérience nous montre que certaines sont beaucoup plus efficaces que d'autres et surtout qu'elles laissent la pratiquante très libre c'est-à-dire qu'elles n'induisent aucune sensation, aucune notion de valeur (mieux, léger...). Pour cette raison, nous proposons ici un exemple de relaxation qui demande à la pratiquante d'observer seulement sa respiration et les différentes parties de son corps. Ce texte peut être soit enregistré, soit lu par une personne qui désire en détendre une autre. Nous avons dit également qu'une séance de Yoga serait la bienvenue avant de s'installer dans une position de relaxation confortable.

Le texte
(à lire lentement et avec un rythme régulier)

Pour vous installer encore mieux dans votre posture, vous rentrez légèrement le menton pour étirer les cervicales ; vos bras sont légèrement en oblique par rapport au tronc, les paumes tournées vers le ciel ; vos pieds tombent d'eux-mêmes à l'extérieur de vos jambes, légèrement écartées. (Pause.)

Vous allez effectuer trois respirations complètes : longue inspiration du nez jusqu'au ventre ; à l'expiration, vous laissez venir un soupir, tout en sentant la possibilité de relâcher le corps par ce simple exercice respiratoire. (Pause.)

En posant les paumes sur votre ventre, vous observez le va-et-vient de votre respiration que vous ne modifiez pas. Laissez-vous respirer tranquillement sous les paumes. (Pause.)

Vous posez maintenant les paumes sur vos côtes pour mieux sentir votre respiration dans cette région. (Pause.)

Votre attention se porte maintenant sous les paumes que vous avez placées entre votre poitrine et vos clavicules. (Pause.)

De nouveau vous effectuez trois respirations complètes tandis que vos bras retrouvent leur position initiale, légèrement en oblique par rapport au tronc. (Pause.)

Toute votre attention va se porter maintenant sur les différentes parties du corps qui vont vous être indiquées. Il n'est pas nécessaire de les bouger ; il suffit, soit de les visualiser, soit de les sentir pour pouvoir cheminer à travers votre corps.

Vous portez votre attention sur le pouce de la main droite. Index droit. Majeur droit. Annulaire droit. Auriculaire droit. Paume de la main droite. Dos de la main droite. Observez toute votre main droite. Poignet droit. Avant-bras droit. Coude droit. Bras droit. Aisselle et flanc droits. Hanche droite. Fesse droite. Cuisse droite. Genou droit. Mollet droit. Cheville droite. Talon droit. Plante du pied droit. Dessus du pied droit. Orteils droits. Comparez côté droit et côté gauche. (Pause.)

Votre attention se porte maintenant sur le pouce gauche. Index gauche. Majeur gauche. Annulaire gauche. Auriculaire gauche. Paume de la main gauche. Dos de la main gauche. Observez toute votre main gauche. Poignet gauche. Avant-bras gauche. Coude gauche. Bras gauche. Aisselle et flanc gauches. Hanche gauche. Fesse gauche. Cuisse gauche. Genou gauche. Mollet gauche. Cheville gauche. Talon gauche. Plante du pied gauche. Dessus du pied gauche. Orteils gauches. (Pause.)

Portez votre attention sur le bas de votre dos, la région lombaire. Sur la région anale et génitale. La région de votre ventre. Le milieu de votre dos de part et d'autre de votre colonne vertébrale. La région de vos omoplates. Vos poumons. (Pause.) Votre cœur. Vos clavicules. Votre gorge. Votre cou. La nuque et les cheveux. (Pause.)

Enfin, pour une totale détente du corps, vous porterez votre attention sur votre tête. Oreille droite. Oreille gauche. Le menton. Les lèvres. Les pommettes et les joues. Les mâchoires. La langue et le palais. Le nez, dans lequel vous observez le va-et-vient de votre respiration. (Pause.) Œil droit et paupière droite. Œil gauche et paupière gauche. Sourcils et arcades sourcilières. Votre front. (Pause.)

Tandis que vous observez que votre respiration est calme et tranquille, pendant quelques minutes, vous resterez allongée à ne rien faire, laissant tout votre corps se détendre. (Pause longue.)

Pour quitter votre relaxation, vous allez approfondir votre respiration en portant votre attention dans la région du ventre. Vous laissez venir tous les mouvements du corps qui vous viennent naturellement : soupirs, bâillements, étirements. Prenez bien le temps de quitter cette relaxation.

Ce type de relaxation a l'avantage d'être réalisé très rapidement ou très lentement selon le temps dont on dispose ou selon le groupe de niveau auquel on s'adresse. (Les personnes qui pratiquent depuis plusieurs années peuvent vivre des relaxations très longues sans s'endormir et le discours anatomique peut être de plus en plus précis sans qu'elles s'en lassent.)

D'autre part, la future maman devra de plus en plus, au cours de la pratique, avoir une conscience plus aiguë de son état et en tirer toutes les observations qui lui permettront de mieux se connaître : « Quelles sont les parties de mon corps que je sens moins ? Mon corps est-il plus léger, plus lourd, plus petit, plus grand ?... Mon mental voyage-t-il dans le passé ou dans le futur ou puis-je être très présente ?... »

LA RELAXATION ULTRA-RAPIDE

Ce type de relaxation demande déjà un certain temps de pratique et une certaine habitude. Il s'agit, dans n'importe quelle position du corps, de relâcher tous les muscles le plus rapidement possible et de porter son attention sur la respiration ; dans un premier temps on la ralentit et dans un second temps, on ne s'en occupe plus, nous contentant de cheminer avec elle. Cette relaxation éclair se pratique d'ailleurs entre chaque posture, avant ou après l'observation des effets produits par la posture précédente.

Elle peut aussi se pratiquer à tout moment de la journée chaque fois que cela est nécessaire. Il suffit pendant quelques instants d'arrêter toute activité et, les yeux fermés, de visualiser, de sentir tout le corps. Cependant quelques activités demandent une certaine vigilance (la conduite d'une voiture, par exemple). Il faudra alors parler de relâchement plutôt que de relaxation : relâchement des épaules, du cou, des chevilles... Il faudra aussi porter l'attention sur la verticalité de la colonne vertébrale et le calme de la respiration. La respiration et la colonne vertébrale étant les deux axes d'une vie pleine de dynamisme, de vitalité (mais aussi les piliers d'une démarche spirituelle), l'attention s'y portera le plus souvent possible dans tous les actes de la vie quotidienne. Une personne qui sait se détendre verra ses possibilités se multiplier et deviendra de plus en plus libre dans son corps, ses mouvements, mais aussi finalement dans son comportement et sa façon d'être.

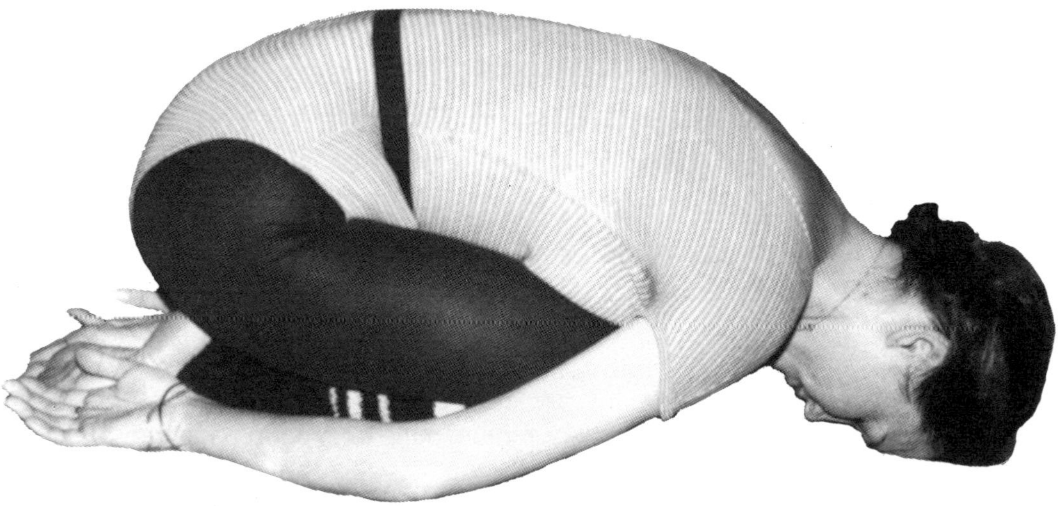

LES DIFFÉRENTES POSTURES DE RELAXATION

Comme il existe différentes formes de relaxation adaptées au tempérament et à la sensibilité de chaque femme, il existe aussi une variété de postures de relaxation.

En choisissant l'une des postures décrites ici, quelle qu'elle soit, la future maman pensera à être toujours confortablement installée en utilisant, si nécessaire, des coussins ou des couvertures (sous les genoux, le fessier, le cou...).

En étant à l'écoute de son corps, elle n'aura aucun problème pour trouver la position qui lui convient le mieux.

LA POSTURE DU CADAVRE : *SAVASANA*

C'est la posture de relaxation la plus classique qu'on retrouve proposée dans pratiquement toutes les séances de Yoga en Occident. Elle est utilisée en début ou en fin de séance mais aussi entre chaque posture pour une courte détente, ou, comme nous l'avons décrit dans le chapitre précédent, pour une relaxation de longue durée (Yoga nidra).

Dans cette position, le corps doit être complètement abandonné, dans un *lâcher prise*, mais avec *la vigilance de la conscience*.

Les mains détendues ont leurs paumes tournées vers le ciel, alors que les bras sont légèrement en oblique par rapport au tronc. Les jambes sont peu écartées, les pieds et les chevilles relâchés. Le menton sera doucement rentré pour étirer les cervicales.

Toute la face postérieure est ainsi en contact avec la terre alors que le devant du corps s'offre à l'énergie du ciel. On bénéficie donc consciemment de cette polarité cosmique qui va permettre de recharger nos « batteries », de dynamiser l'organisme ou de s'endormir. Ces deux possibilités s'offrent à la future maman et elle peut ainsi, en prenant ces dispositions, pratiquer la relaxation le matin ou le soir selon les effets recherchés.

Il est à noter que les positions de repliement sur soi (posture du fœtus, par exemple) favorisent l'assoupissement (demi-sommeil) alors que les postures où la colonne vertébrale est droite permettent un plus grand éveil de la conscience, une vigilance accrue.

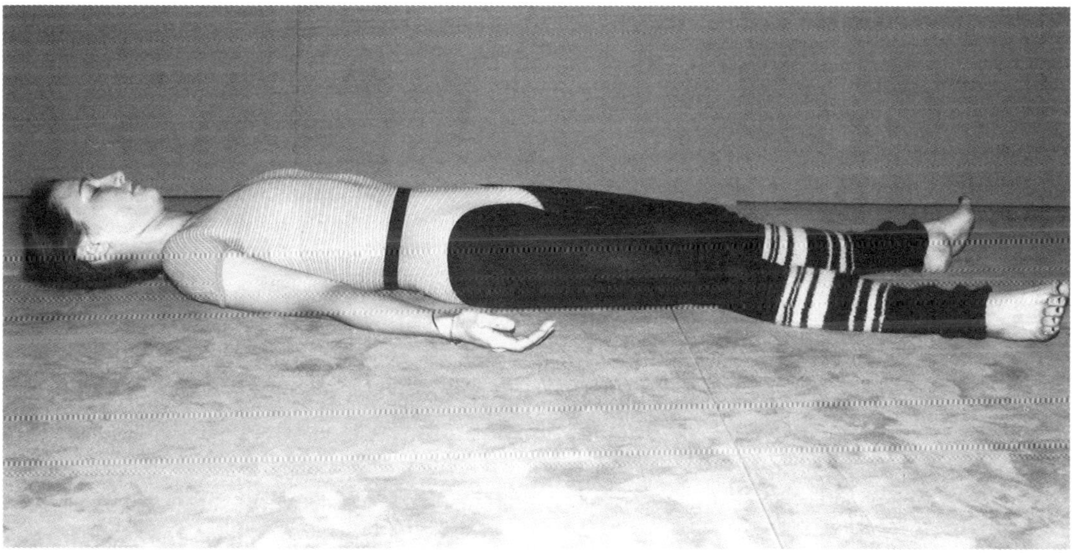

AUTRES POSTURES DE RELAXATION

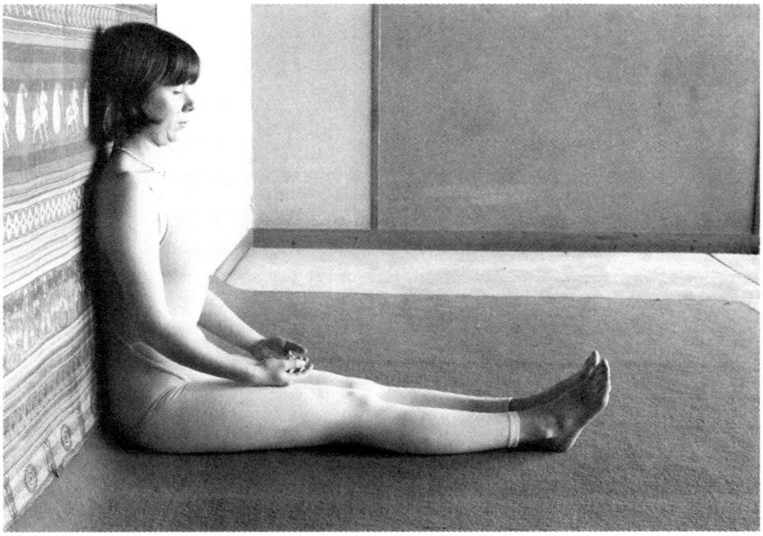

Dans cette position, certaines personnes peuvent davantage détendre leur dos, en particulier si, dans *savasana*, elles ont trop de tensions dans la région lombaire.

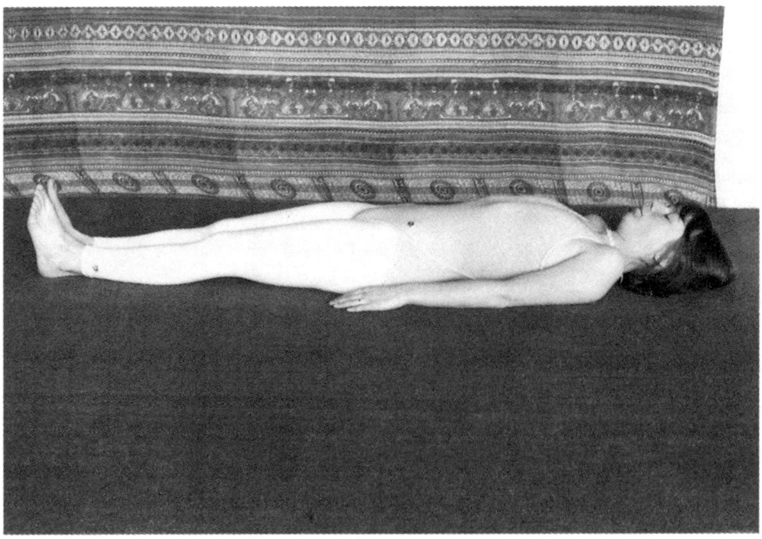

Cette posture permet de ne pas s'endormir et de rester ainsi vigilant pendant toute la relaxation. En effet, aussitôt que l'attention disparaît, les pieds ou les mains changent de position et servent ainsi de signal d'alarme.

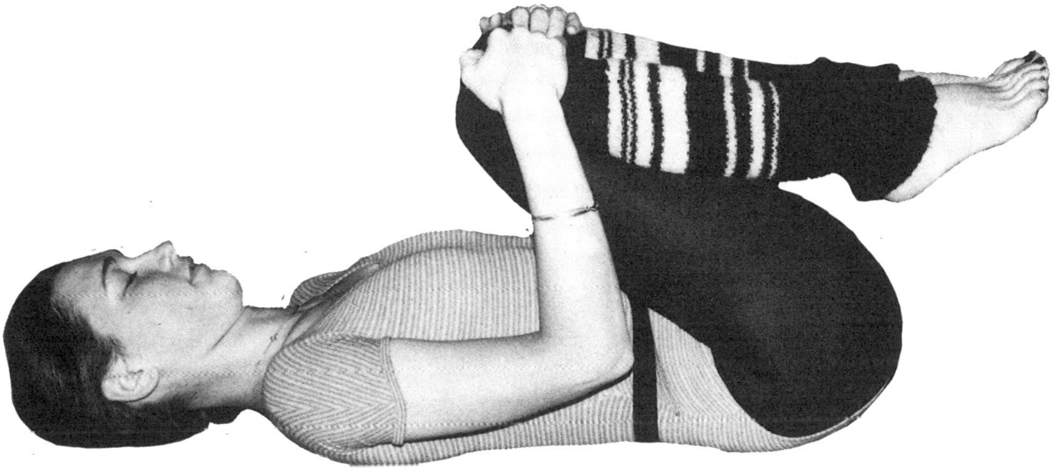

Ces postures sont de très agréables positions de repliement, d'intériorisation qui entraînent un calme mental et une respiration plus lente.

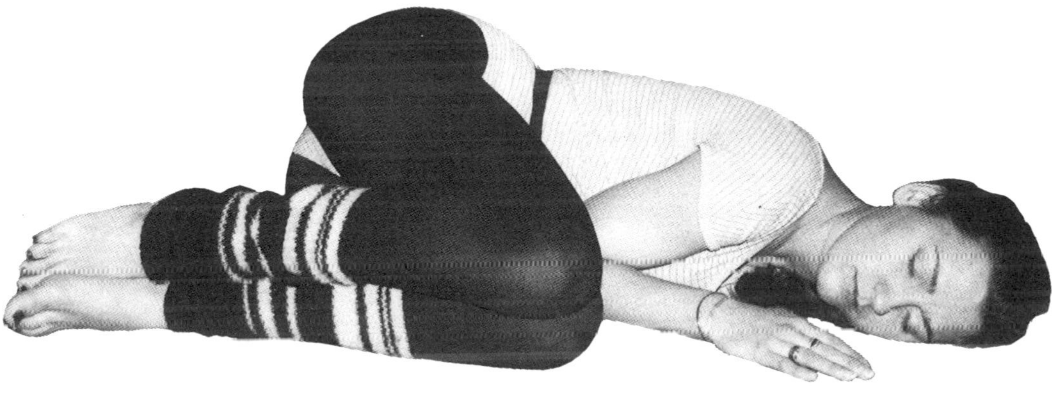

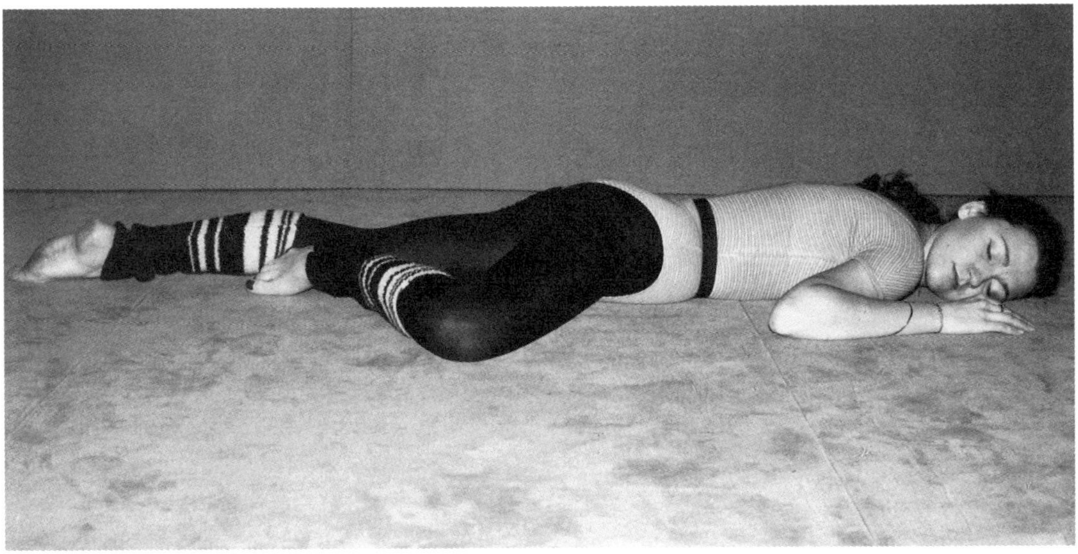

La posture du « dormeur », toujours pour les personnes qui préfèrent être installées sur le ventre. Il est recommandé de se mettre sur le flanc gauche pour libérer la veine cave qui ramène le sang veineux au cœur droit (ce n'est pas une loi générale et la personne trouve d'elle-même la bonne position).

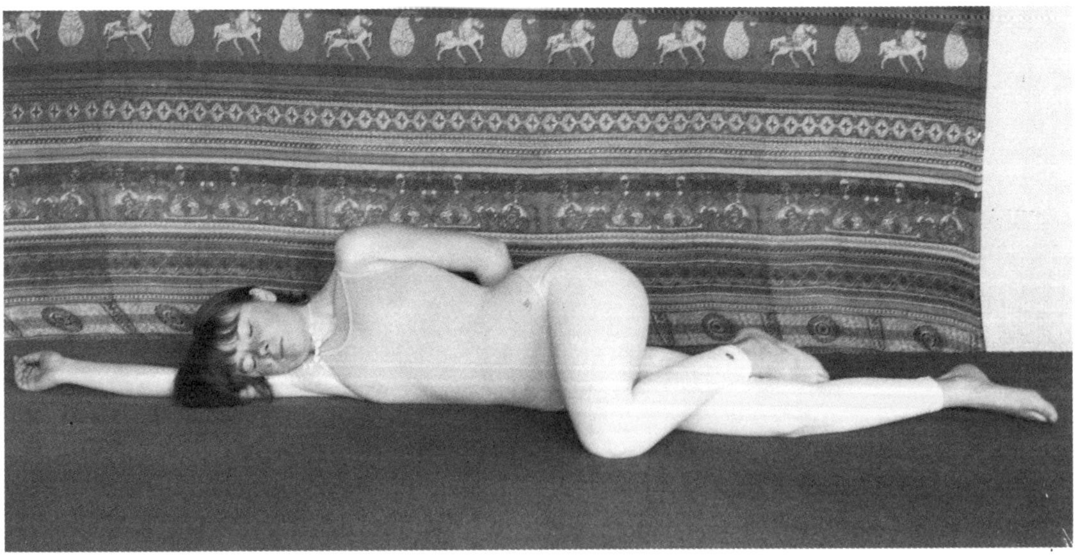

Même principe de détente sur un flanc.

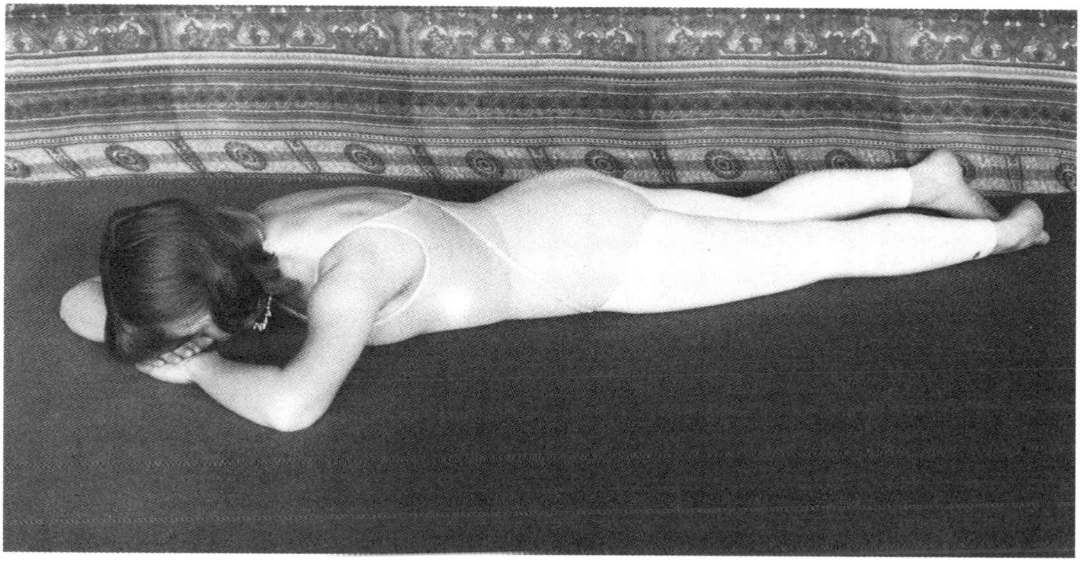

Comme pour toutes les positions de relaxation indiquées, il s'agit pour la personne de trouver la position lui convenant le mieux. Le contact avec l'énergie-terre permet une recharge de tout l'organisme et harmonise le processus énergétique cosmos-individu.

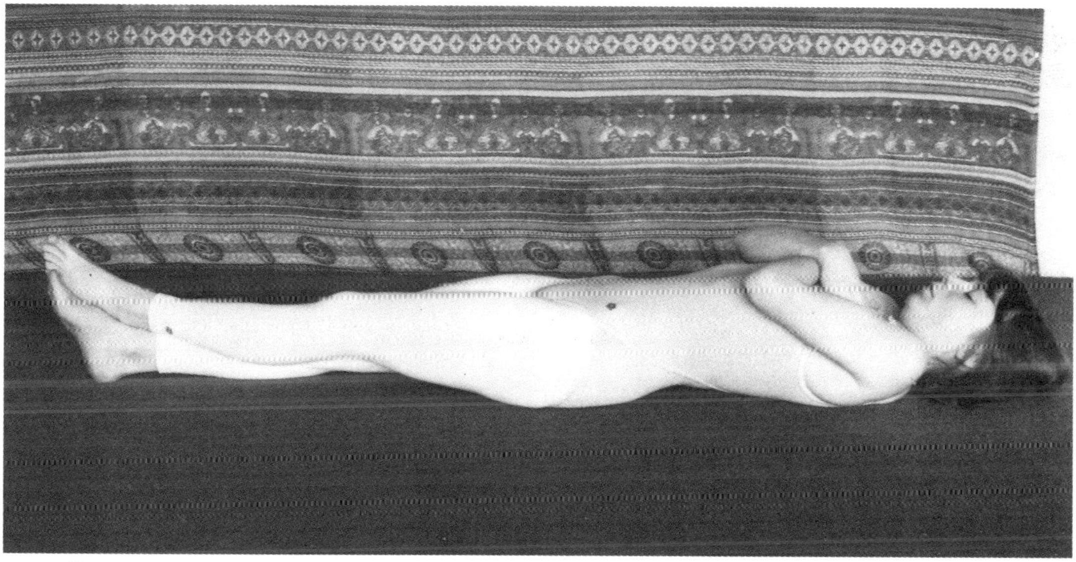

Dans cette posture la chaleur du corps est moins dispersée et le fait de placer le bout des doigts sous les aisselles permet de déboucher les narines éventuellement encombrées.

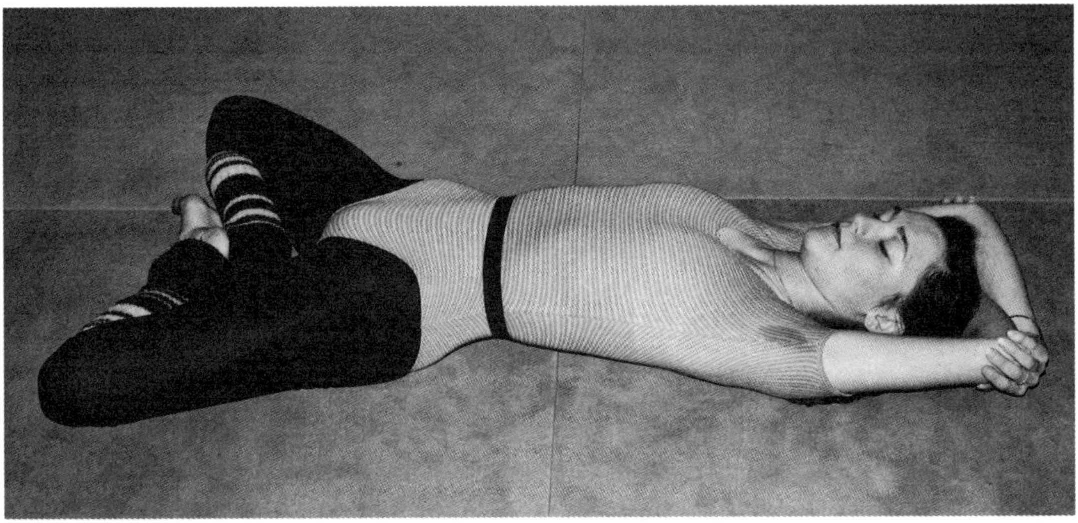

Cette posture permet un relâchement des adducteurs.

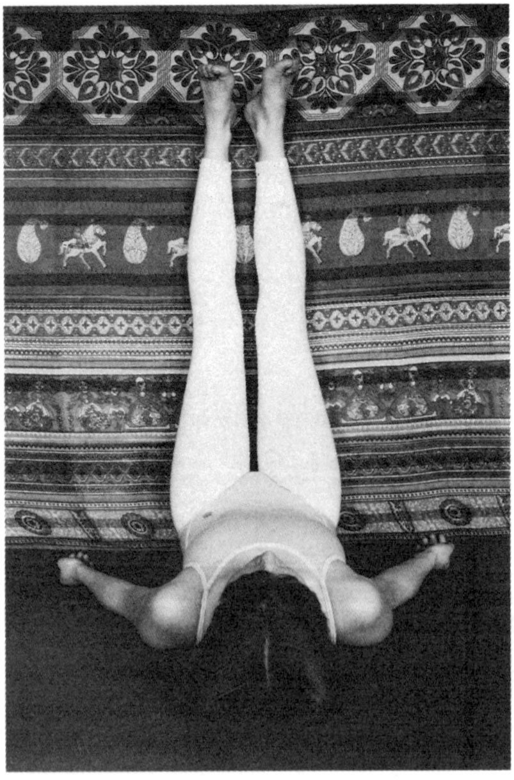

Détente des jambes ; favorise le retour veineux.

LA CONCENTRATION

APPRENDRE À FIXER SON ATTENTION

Les exercices de *pranayama* et la relaxation nous ont déjà montré comment fixer l'attention sur la respiration, comment observer le corps pour le détendre et se plonger dans une attitude de non-faire avec une conscience vigilante. Dans la pratique des postures de Yoga, l'attention doit être focalisée sur le ou les points précis du corps qui sont sollicités et qui entraînent des effets bien particuliers ; et plus la conscience se dirigera dans ces endroits bien déterminés pendant la position corporelle, plus les effets seront puissants. Après ce stade vient celui de la vigilance qui est une attention globale (corps, respiration, mental) ; elle permet d'être réceptif à toutes les manifestations de l'être (émotions, tensions, pensées). Cette vigilance sera le début, peut-être, de l'état de méditation dont nous reparlerons plus loin.

Mais notre système nerveux est affaibli par notre mode de vie, nos sens sont constamment sollicités par des objets extérieurs, notre éducation et nos systèmes de valeurs ne nous permettent pas de développer nos possibilités latentes et nous éloignent de notre centre. Or, ce centre, la future maman sent bien quelle est son importance, et, si elle l'oublie, un être vivant, de l'intérieur, le lui rappelle ! Et même si cela peut paraître contradictoire à priori, ce recentrage n'est pas du « nombrilisme » mais, au contraire, une pleine ouverture au monde, qui passe par l'écoute. Il faut pouvoir se donner les moyens de tout « débrancher » (et aussi au sens propre du

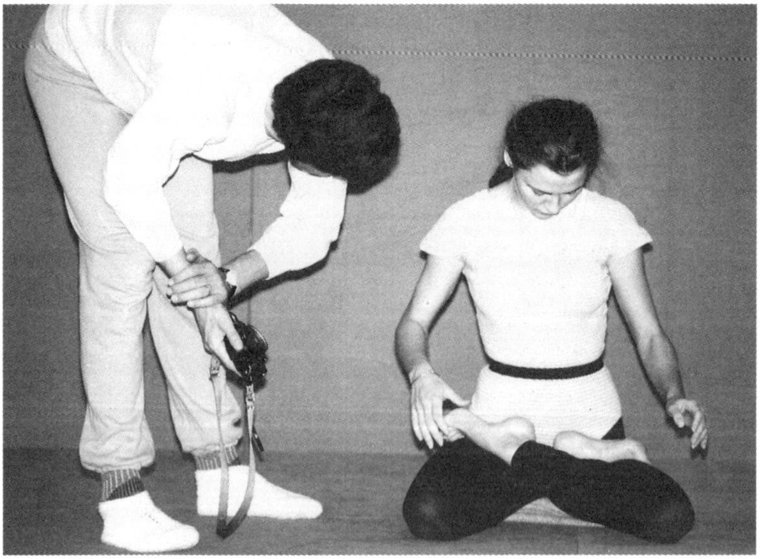

La précision technique de chaque posture est importante car c'est elle qui va servir de support au développement de l'attention puis de la concentration.

terme, pour le téléphone, par exemple !) et de se donner un temps pour respirer, se relaxer, se concentrer. Quand on fait l'inventaire de ce qui peut nous accaparer dans une journée, on s'aperçoit que beaucoup de choses ne sont pas indispensables à faire et que l'énergie dépensée ne correspondait pas peut-être aux besoins réels.

Outre cette concentration sur les actes de la vie quotidienne que nous avons déjà évoqués, différentes techniques ont été élaborées dans beaucoup d'enseignements traditionnels (arts martiaux, Zen...) et nous allons voir ce que le Yoga nous propose comme exercices, souvent extrêmement simples. Exercices qui, grâce à un entraînement progressif, régulier et patient, peuvent aider à fixer l'attention mais aussi, pour celles qui le désirent, le sentent, accéder, dans la sérénité, à des valeurs véritablement spirituelles et faire redécouvrir notre nature divine oubliée.

TECHNIQUES DE CONCENTRATION

C'est uniquement dans le but d'éclaircir la compréhension de la pratique du Yoga pour futures mamans que différents chapitres forment cette étude. Les différentes facettes du Yoga, sur le plan technique, forment un tout, et c'est surtout l'état d'esprit dans lequel elles sont vécues qui en fera ressortir toute la saveur et la valeur. Si l'on compare le Yoga à l'eau, on peut s'amuser à concevoir différentes utilisations possibles :

— essayer de trouver une eau pure; aller à la source du Yoga;

— se désaltérer quand on a soif; un Yoga tranquille quand on en a besoin (fatigue, préparation d'une journée...);

— se baigner, plonger tout son être dans l'eau; vivre intensément, expérimenter le Yoga d'une façon totale;

— mélanger de l'eau avec un autre liquide pour le boire; mélanger deux voies en dosant les exigences de chacune d'entre elles pour en éviter les désagréments;

— prendre de l'eau pour éteindre un incendie; le Yoga pour diminuer la souffrance et faire accéder au salut;

— jeter de l'eau ou en dépenser trop; abuser de la pratique du Yoga ou n'utiliser que les pouvoirs qu'il développe.

On aurait pu comparer le Yoga au feu, à l'air... Nous voulons insister sur le fait que comme chaque élément, le Yoga est unique quant à sa nature propre mais qu'il peut être décomposé ou utilisé de mille manières.

Les quelques techniques proposées ici devront donc s'intégrer dans un tout, si la future maman veut « vivre » réellement en Yoga et non « faire du Yoga ». Toute liberté étant donnée cependant à chacune pour choisir sa façon d'aborder cette discipline, miroir grossissant de la façon d'être dans la vie.

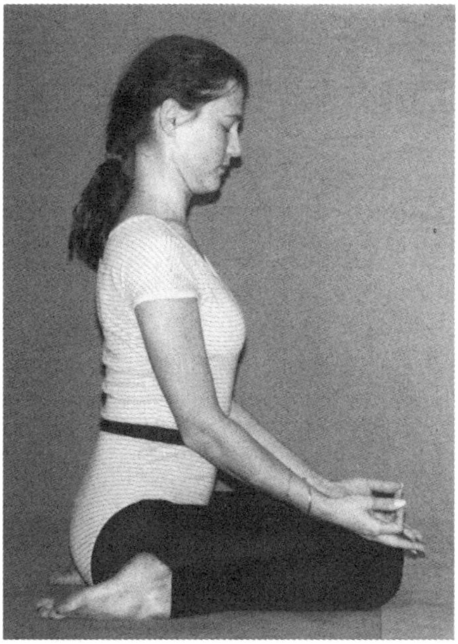

La concentration : une vigilance, une attention soutenue, sur le dos, la respiration, la position des doigts.

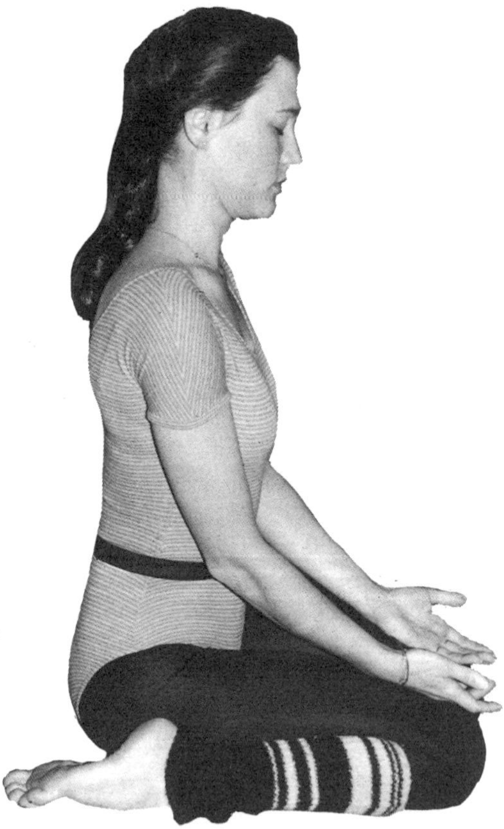

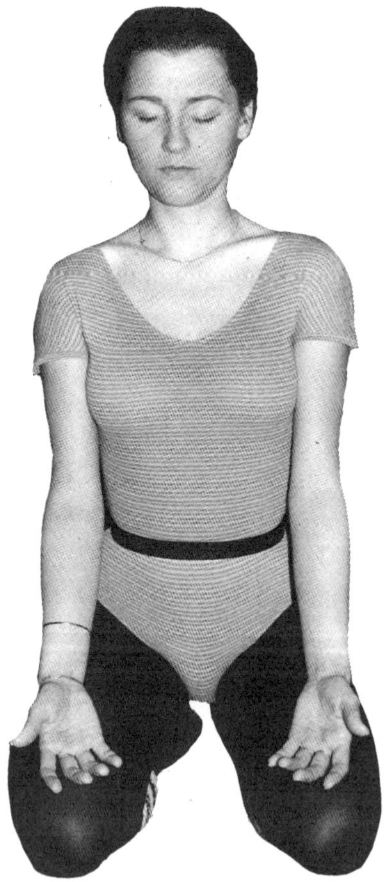

LES DIFFÉRENTES POSTURES POUR LA CONCENTRATION ET LA MÉDITATION

AJAPA JAPA

Comme pour le *pranayama*, la posture doit être assise et confortable (en lotus, en tailleur ou en diamant). L'attention, grâce à cet exercice, est non seulement fixée sur la respiration, mais permet de vérifier si elle est vraiment exercée. En effet, il faut compter ses respirations, en les augmentant en nombre au fur et à mesure des séances.

Exemple : si l'on a choisi 27 respirations, on comptera de cette façon : 27, j'inspire, 27, j'expire ; 26, j'inspire, 26, j'expire, et ainsi jusqu'à zéro.

Mais *ajapa japa* signifie surtout le fait de répéter une prière (*mantra* en sanskrit) et cette prière, selon Iyengar, « toute créature vivante la répète inconsciemment dans chaque inspiration : la prière So-ham. [*Sah* : Il, l'esprit universel ; *aham* : je suis] avec chaque inspiration et, avec chaque expiration, la prière Hamsah (*Yoga Dipika, lumière sur le Yoga*, d'Iyengar).

Quelle est la future maman qui, en cours de grossesse, n'a pas formulé un souhait ? Pourquoi alors ne pas prier avec plus de conscience et plus de force ?

Ce *japa yoga* permet de provoquer dans l'organisme des vibrations en harmonie avec la vibration cosmique (répétition, par exemple, du OM dont nous avons déjà parlé). La création entière n'est qu'une vibration sonore et, dit l'Évangile, « au commencement était le Verbe ». Tous les textes sacrés énoncent cette même idée-force. Grâce à ces exercices nous pouvons essayer de nous mettre, tout comme des récepteurs de radio, sur cette longueur d'onde cosmique, dont l'émission est malheureusement brouillée par de nombreux parasites ; en particulier, si notre mental n'est pas libre, cette fréquence est impossible à obtenir.

CONCENTRATION SUR UNE FORME OU UN SYMBOLE VISUEL

Cette concentration commence généralement par *tratak*, ou fixation du regard sur l'image ou la forme, qui doit conduire à se représenter clairement, mentalement, l'objet sur lequel on est concentré.

Un exemple de concentration sur une forme est celui du *yantra*. Un *yantra* est un symbole mystique qui se présente comme une forme géométrique. On le place devant soi, au niveau des yeux, l'attention portée sur le point central, sans se fatiguer la vue ; après un moment, il faut se le représenter mentalement, en fermant les yeux. La visualisation devenant de plus en plus facile, l'exercice peut se prolonger petit à petit. La concentration peut s'effectuer aussi sur le corps d'énergie (voir le chapitre « La respiration, le *pranayama* ») en imaginant, en dessinant mentalement un espace

DIFFÉRENTES POSSIBILITÉS POUR INSTALLER LES PIEDS

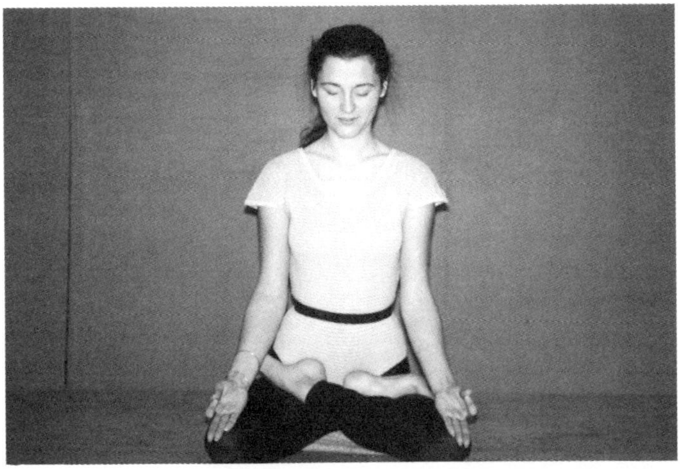

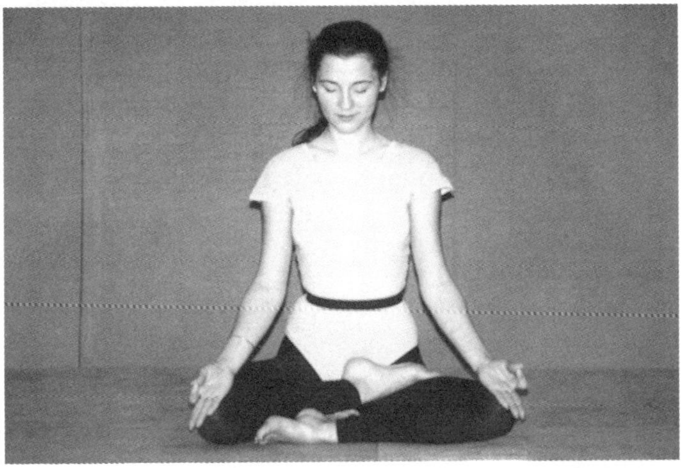

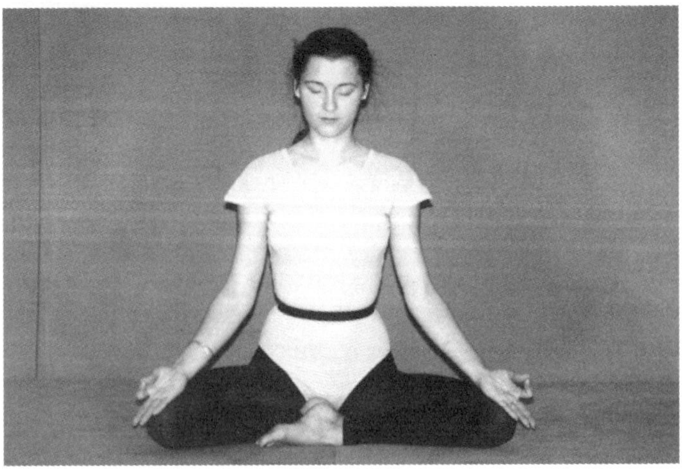

lumineux tout autour de son corps. Ou bien en visualisant l'enfant qui est porté comme un être lumineux déjà calme, tranquille, serein, entouré d'un halo d'amour. Cette communication mère-enfant dépasse alors le langage des mots, celui de la pensée, et va directement d'âme à âme en formant une espèce d'osmose d'énergie.

CONCENTRATION GRÂCE À L'UTILISATION DES SENS

Développer ses capacités sensorielles pour en avoir une plus grande maîtrise, tel est l'objectif de ces exercices de concentration. En fait, si l'on se réfère aux «piliers» du Yoga, selon Patanjali, ce stade de la pratique yoguique n'est encore qu'une étape pour accéder à une véritable concentration (*dharana*).

Pour pouvoir se concentrer sur un point unique, le corps a été «trempé» grâce aux postures, l'esprit a été affiné, calmé par le *pranayama* et les sens ont été maîtrisés par *pratyahara* : ce ne sont plus les sens qui entraînent l'individu, mais l'esprit qui les domine.

Il est à noter que cette maîtrise des sens n'empêche nullement la spontanéité et que le Yogi trouve sa joie dans ce qu'il est. Pouvant se contrôler, s'arrêter, il peut vivre en paix. Les sens calmés, la concentration se portera sur les pensées, produit de l'esprit, difficiles à diriger car très fluides et inconstantes.

L'OUÏE

Nous avons déjà évoqué l'exercice (appelé *antar mauna*) qui consiste à se mettre à l'écoute de tous les bruits extérieurs pouvant être perçus pour, peu à peu, goûter le silence intérieur. Mais la concentration peut être aiguisée en portant son attention sur un seul des bruits, extérieur à soi, sans être perturbé par les autres, en prolongeant, à chaque tentative, le temps d'écoute. Cet exercice favorise la disponibilité mentale tout en augmentant la capacité d'attention et d'écoute, qualités éducatives indispensables lorsqu'il s'agit de répondre à la demande des enfants.

LA VUE

Ce sens, constamment sollicité, est un des facteurs principaux de dispersion du mental. Les exercices de concentration sur une forme ou un symbole visuel (voir le chapitre correspondant) peuvent être complétés par une sorte de gymnastique oculaire, de massages, pour défatiguer et entretenir la musculature de l'œil et son pédicule (nerf optique, iris, cristallin...).

Bien avant que la fatigue des yeux apparaisse, on peut se donner les moyens de prévenir une certaine gêne, voire des troubles oculaires plus importants : attend-on d'avoir soif pour creuser un puits?

Il ne s'agit pas non plus de se contenter de ces simples recommandations sans par ailleurs faire attention à son alimentation, son attitude générale ou le soin apporté au corps.

Dans les exercices qui vont suivre, ce sont les muscles externes de l'œil qui sont sollicités, ce qui progressivement modifiera l'accommodation, dont les troubles se traduisent par le port de prothèses (lunettes).

Outre ces exercices, sont conseillés :

— les bains de soleil, avec toutes les précautions possibles (nuque et tête couvertes, pas de prolongation excessive, pas d'exposition pendant les heures chaudes). Il s'agit, les yeux fermés, de se laisser caresser par les rayons solaires en tournant la tête à droite et à gauche, doucement. Ce bain va décontracter les yeux mais va être aussi bénéfique pour tout le corps ;

— l'air, le plus souvent possible ; le contact avec l'air (montagne, mer) est bénéfique. Éviter les pièces fermées et mal aérées, évidemment ;

— des activités simples et « faciles » telles que la marche, qui non seulement entretient tout le corps mais agit sur les points d'acupuncture liés à l'œil (sous la plante des pieds). Et toute activité qui fait travailler les muscles du corps en améliorant la circulation (natation, bicyclette...) ;

— l'eau froide tonifie les tissus ;

— les massages : ne pas frotter mais effleurer les paupières (et tout le corps si possible) ;

— l'utilisation des couleurs : calmante (bleue, verte), stimulante (rouge, jaune) ;

— une bonne hygiène... « morale » : confiance en soi, pensées positives, équilibre de vie, goût de l'effort ;

— un travail pour développer la mémoire, l'imagination et l'attention.

EXERCICES POUR LES YEUX

— *Les clignotants :* fermer les yeux en fronçant les sourcils et les rouvrir plusieurs fois de suite. Même exercice mais en ne fermant et n'ouvrant qu'un œil alternativement. Ces exercices décontractent la zone yeux-sourcils-front.

— *Le palming :* frotter les paumes l'une contre l'autre, très fort jusqu'à sentir beaucoup de chaleur. Placer ces paumes sur les yeux fermés et rester ainsi au moins deux minutes en revisualisant un paysage qui détend, qui repose. Faire cet exercice aussitôt qu'une fatigue des yeux apparaît.

— *Les dessins :* il s'agit de dessiner avec son regard différentes figures ou formes géométriques dans un sens puis dans un autre, les yeux fermés si possible.

Dessiner une croix avec le regard en le portant vers le ciel, vers la terre, à droite et à gauche (7 à 8 fois).

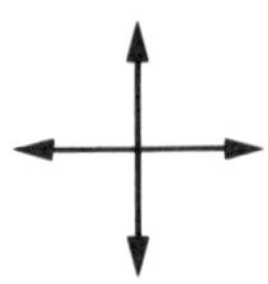

Dessiner un cercle dans un sens et dans l'autre (7 à 8 fois).

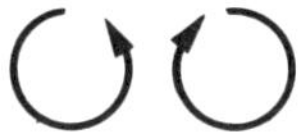

Dessiner un huit horizontal (en changeant de sens) (7 à 8 fois).

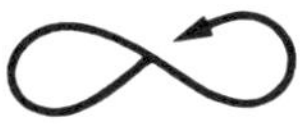

Visualiser un croissant de lune. Sur ce croissant va et vient, d'une extrémité à l'autre, une balle de tennis (7 à 8 fois).

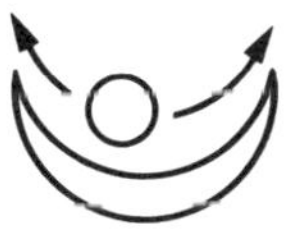

Fixer l'extrémité d'un crayon avec lequel on dessine des formes géométriques variées dans l'espace en essayant de voir le bout du crayon, le plus haut possible, le plus bas possible, loin à gauche et loin à droite.

S'habituer à suivre du regard une balle de tennis au cours d'un match, un numéro sur une plaque minéralogique, le vol d'une mouche...

Observer un objet d'une surface importante (plus de 2 mètres) puis une surface moindre sur cet objet puis une surface encore moindre..., jusqu'à observer un point. Cet exercice développe l'acuité du regard.

LE TOUCHER

La sensibilité du toucher n'est pas très développée dans notre monde moderne occidental ; or, c'est un sens qui nous renseigne sur nos contacts avec le monde extérieur, et la peau en constitue l'organe, dont les fonctions sont multiples : protection, sécrétion, respiration, absorption et son rôle sensoriel tactile.

Cette peau qui enveloppe la totalité du corps humain (surface d'environ 1,70 mètre carré) est très résistante et très élastique ; on s'en aperçoit aisément au fur et à mesure des mois de grossesse.

Cette sensibilité tactile est capable de s'affiner par l'exercice. Chez les aveugles, ce sens se développe très vite, pour suppléer à celui de la vue.

Il s'agit alors d'entretenir cette sensibilité grâce à une hygiène corporelle (douches, bains, crèmes) mais aussi de la développer. Diverses techniques de massages peuvent y contribuer (seule ou à deux) ainsi que cet exercice par exemple : Différentes matières (petits morceaux de bois, de plastique, de mousse, de métal...) sont jetées sur une table. Les yeux fermés, grâce seulement au contact d'un ou deux doigts, il faut essayer de reconnaître chaque matière. Si la perception tactile est très développée, il faut choisir une même matière, le bois, par exemple, mais de texture et de qualité différentes.

C'est aussi ce sens du toucher qui, dès la naissance, va conditionner et orienter les relations mère-enfant; si la future maman est habituée à un contact doux, tendre, elle ne pourra que diminuer les réactions de peur ou de rejet chez son enfant.

Elle pourra l'habituer aussi à une autre fonction du contact tactile : que celui-ci ne soit pas seulement le support d'un code social (la poignée de main) ou qu'il n'ait lieu que pour des relations sexuelles. Il peut devenir un moyen de communication puissant, vrai et direct.

L'ODORAT ET LE GOÛT

Nous avons vu l'importance de l'alimentation sur tout notre organisme; or, c'est le goût qui nous renseigne sur la nature et les propriétés des aliments (le siège du sens gustatif est au niveau de la langue).

Quand on parle du « goût » d'un aliment, on réunit en fait dans cette expression plusieurs sensations : la saveur gustative, l'olfaction (l'odeur propre des aliments est refoulée vers les fosses nasales), les sensations thermiques, les sensations tactiles.

Quant au sens de l'odorat, c'est lui qui nous renseigne sur la qualité des différentes odeurs. Chez l'homme, ce sens est en constante régression, alors que la majorité des mammifères a un sens olfactif très développé. Le sens de l'odorat a son siège au niveau des fosses nasales dont la muqueuse est le point de départ des sensations olfactives.

Mais outre cet aspect purement physiologique, les Yogis considèrent que la langue et le nez, ainsi que la peau, sont les principaux organes d'absorption du *prana* (voir le chapitre « La respiration, le *pranayama* »). Il est donc très important, d'une part, de bien mastiquer les aliments pour y puiser le maximum d'énergie; d'autre part, de rendre consciente sa respiration (le prana obéit à la pensée) et enfin d'être vigilant sur son hygiène nasale, les cornets du nez étant en étroit rapport avec les centres nerveux vitaux. L'homéopathie et l'aromathérapie confirment ces observations : l'aromathérapie traite par les essences aromatiques (produits huileux, volatils et odorants, extraits des végétaux) qui modifient le champ magnétique des sujets, le champ de vibrations du système sympathique.

En homéopathie sont prescrites des substances (végétales, minérales ou d'origine animale) à doses infinitésimales que l'on doit conserver sous la langue.

Deux exemples d'exercices pour développer ces sens : s'amuser à reconnaître différentes odeurs d'aliments, différents parfums. Certaines personnes en ont d'ailleurs fait leur métier; qui, automatiquement, à la campagne, ne hume pas le parfum des fleurs?

L'autre exercice, plus difficile, consiste à sentir un parfum imaginaire ou à goûter un aliment qui a été créé mentalement jusqu'à ce qu'une sensation soit perceptible.

LES DIFFÉRENTES POSTURES POUR LA CONCENTRATION ET LA MÉDITATION SELON LES POSSIBILITÉS DE CHACUNE

Les traits communs à toutes ces postures sont :

— le placement de la colonne vertébrale en étirant tout l'arrière du corps, du sacrum jusqu'au sommet du crâne ; à la fois pour en diminuer ses courbures naturelles ou celles devenues anormales (à cause de mauvaises attitudes ou de sa profession par exemple) et pour obtenir une sensation de verticalité plus intense ;

— la stabilité de la position, grâce à la posture assise et aux points de contact des fessiers et des genoux avec la terre ;

— la position du regard (même les yeux fermés) qui est entre 70 centimètres et 1,50 mètre devant soi ;

— la position exacte des mains et surtout des doigts qui varie selon les enseignements, les écoles, les maîtres et dont nous donnons ici quelques exemples ;

— l'attention portée sur un objet précis pour favoriser la concentration (la respiration, la flamme d'une bougie...) ;

— le relâchement de tout le corps (visage, mâchoire, épaules...) alors que la colonne vertébrale est solide et érigée comme le mât d'un navire.

AUTRES CONCENTRATIONS POSSIBLES

— Se voir en train de réaliser des postures, ce qui pourra en outre faire progresser dans le travail corporel.

— Se remémorer les différents moments de la journée passée. On peut améliorer cette forme de concentration (qui favorise aussi la mémoire) en se souvenant de tous les événements de la journée à rebours.

— Se concentrer sur les *chakra* (espaces de vibrations) et leur forme symbolique correspondante.

— Pour développer la maîtrise de la concentration, on peut créer des images rapides sur lesquelles se porte l'attention pendant un temps choisi.

Quel que soit le style de concentration adopté, le corps doit être détendu, dans une position confortable et le mental ne doit pas être préoccupé.

C'est pourquoi une préparation corporelle et respiratoire est pratiquement indispensable pour ce genre d'exercices.

Se concentrer ne veut pas dire non plus se couper totalement du monde. Il y a un temps pour tout ; ces exercices doivent être expérimentés avec beaucoup de modération, à certains moments privilégiés pendant lesquels la future maman se « recentrera » et communiquera pleinement avec son enfant.

LA MÉDITATION

L'ÉTAT DE MÉDITATION (*DHYANA*)

Ce chapitre est une introduction à la notion de méditation.

La méditation n'est pas une technique mais un état ; par contre, pour « entrer », être dans cet état, être cet état, des techniques sont utilisées comme celles du *pranayama* et de la concentration dont nous avons parlé dans les chapitres précédents.

Les Yogi ont, si l'on peut dire, mis au point, travaillé, structuré, analysé, observé une méthode qui est à la fois une technique de connaissance de soi extrêmement profonde et une possibilité de se libérer, c'est-à-dire de retrouver notre véritable nature : cette voie, c'est la méditation.

Quelle que soit la méthode utilisée et cela dans n'importe quel travail, il ne faut jamais précipiter les choses : il faut faire tout graduellement avec attention et discipline.

La progression proposée dans cette étude suit les étapes du Yoga de Patanjali où *dhyana* n'est que la septième étape après avoir pratiqué les *asana* qui servent à maintenir la posture de méditation longtemps, immobile et dans l'aisance, en obtenant un certain silence intérieur (*antar mauna*), indispensable aux personnes qui ont un mental perturbé (ceux dont on dit que leur mental se comporte comme un singe ivre) ; le silence intérieur et un certain contrôle du mental sont obtenus grâce à la pratique du *pranayama* (quatrième étape), de *pratyhara* (cinquième étape) et de *dharana* (sixième étape). Il faut déjà signaler que les exercices de cette étape de concentration sont difficiles à effectuer et demandent de la part du pratiquant beaucoup de persévérance et de patience.

LES SUPPORTS DE LA MÉDITATION

LA POSTURE

Plus encore que dans la pratique des *asanas*, la posture de méditation doit être ferme (*stira*), mais aisée, agréable (*sukha*). Ferme veut dire stable, fixe, assurée, solide et indique également l'immobilité. Cette fermeté intéresse aussi la conscience, invitée à prendre une attitude déterminée, décidée, résolue.

Agréable signifie plaisant, confortable, doux, cela grâce à la détente, la relaxation dans l'effort, qui diminue les tensions. Méditer (de *meditare*) voulant dire « retrouver son centre, le moyeu », le Yogi, par son entraînement, trouve son point d'équilibre entre effort-fermeté et aisance-douceur.

La colonne vertébrale doit être droite mais sans tension. Les yeux sont clos ou semi-ouverts. Le corps est placé dans une position assise, variant selon les possibilités de chacun.

Un travail de hatha-yoga pour être à l'aise dans la posture et favoriser la circulation de l'énergie grâce à un dos droit.
Des exercices de concentration visuelle, auditive, axés sur la respiration...

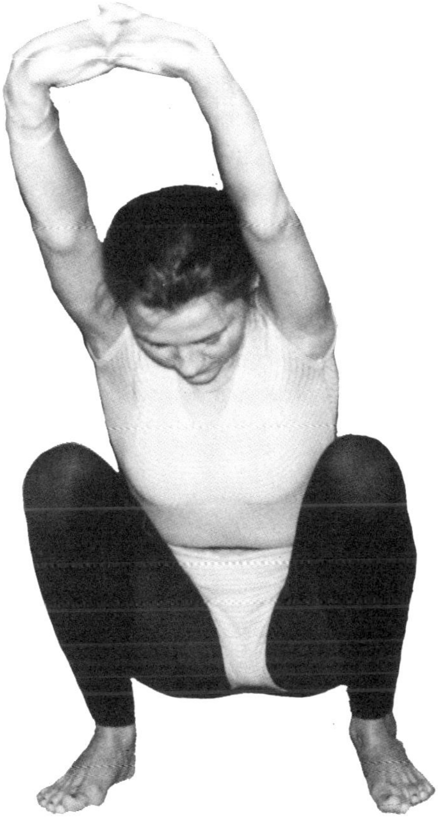

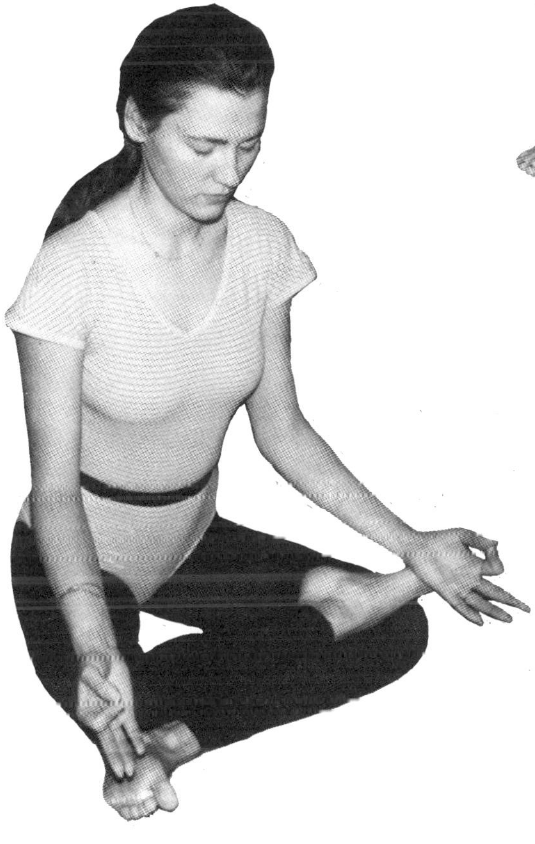

... entraînant éventuellement un état de méditation.

L'ATTENTION

La posture de méditation et les exercices pour s'y réintroduire sont en fait une rencontre : rencontre entre le Yoga de l'oreille (répétition du mantra, écoute du souffle) et le Yoga de la vue (visualisation, concentration sur un point...).

Une fois que l'on est installé dans l'immobilité — comme le serpent qui a su empiler ses vertèbres —, l'attention peut être dirigée vers des « objets de concentration », très différents selon chaque individu (voir le chapitre « La concentration »). Cette attention devra permettre de mieux maîtriser les chevaux sauvages (les sens) qu'il ne faut pas tuer, mais contrôler, afin, à tout moment, de « les faire rentrer dans la maison ».

Quant à l'attention portée sur le souffle (voir le chapitre sur le pranayama), elle est un exercice de concentration, calmant l'agitation du mental et permettant de redonner à l'énergie sa libre circulation dans le corps.

L'ÉTAT D'ESPRIT POUR LA PRATIQUE

La technique choisie, bien que précice et rigoureuse, ne doit être qu'un support au travail d'évolution qu'est le Yoga et à la recherche de ré-union qu'est la méditation. Une fois la posture d'immobilité installée, il faut trouver une attitude de disponibilité de façon à être prêt à recevoir.

Cette pratique doit être accomplie dans une attitude de modération tant pour la posture que pour le temps d'immobilité.

S'installer quelque temps en tailleur pour peu à peu, au fur et à mesure du travail corporel, pouvoir vivre le demi-lotus ou le lotus, postures qui favorisent la réceptivité de l'énergie « ciel ». Au début de la pratique, des tensions dans le dos, les jambes, les genoux, les chevilles apparaîtront et un dialogue tendre devra alors s'établir avec le corps ; ne pas vouloir à tout prix « rester » dans la posture : la volonté se développera par la pratique mais tranquillement et dans l'aisance.

L'observation devra surtout se porter sur les lieux où sont perçues les crispations et les tensions, et, par la suite, il faudra affiner son attention en « sensationnant », c'est-à-dire en étant à l'écoute de ses sens pour pouvoir ensuite les maîtriser.

Une vigilance particulière sera accordée au mental dans la mesure où il trouvera de nombreux prétextes pour ne pas pratiquer ou arrêter la pratique devant la moindre difficulté. Plus tard la méditation devra être vécue sans objectifs, pour rien, « sans but ni profit ».

Outre les vêtements qui devront permettre une grande aisance, le lieu sera choisi en fonction des mêmes qualités demandées pour la pratique d'une séance de Yoga. Ce lieu est important car c'est lui qui va favoriser l'harmonie entre la vibration intérieure de l'être et la vibration cosmique. Il existe des lieux, (souvent dits « saints » ou « sacrés ») qui, depuis des millénaires, ont accueilli les vibrations de millions de pèlerins en quête.

LES DIFFÉRENTES POSITIONS DES DOIGTS POUR LE TRAVAIL DE CONCENTRATION ET POUR S'INSTALLER DANS L'ÉTAT DE MÉDITATION

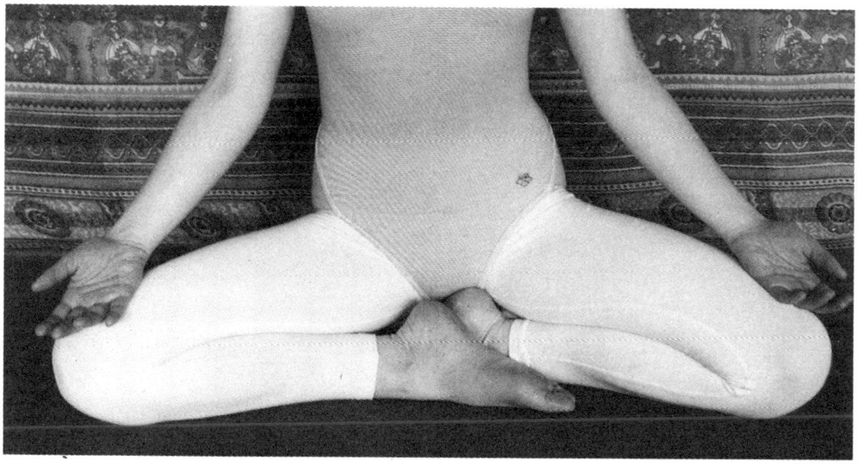

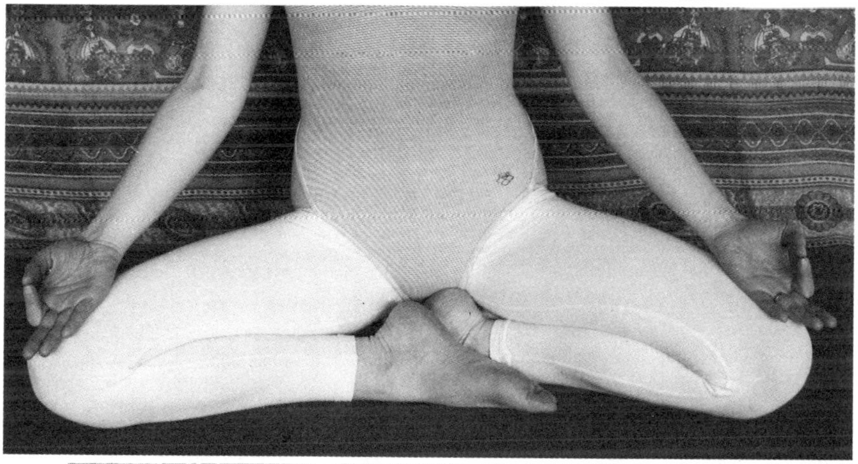

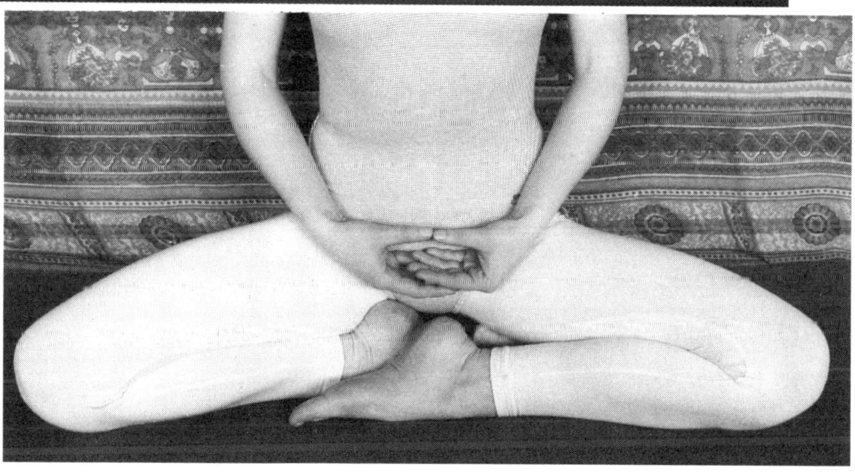

En résumé, on peut dire que la pratique de la méditation doit correspondre à un mode de vie que les Indiens nomment « satvique ». En effet, il existe trois façons de vivre, trois façons de connaître (les trois *guna*) :

— le mode tamasique correspond à la matière, à l'obscurité, à ce qui est compact, pesant. Mue par le *tamas*, la vision du monde ne sera que matérialiste et l'intérêt porté à l'univers le sera sur les effets particuliers et non sur les causes ;

— le mode rajjasique ; fait pour le combat, l'action, l'individu rajjasique regardera les êtres comme étant séparés ;

— le mode satvique ; c'est la voie du juste milieu qui me fait m'installer dans la posture d'une façon agréable, qui me donne la joie, la santé, le bien-être et qui me fait voir en tous les être une existence unique, indivisible et impérissable.

Enfin, pour compléter la pratique de la méditation, il est recommandé, dans cette posture, de lire les textes sacrés, de se nourrir des paroles, vibrations transmises par les *richis* (sages) à travers les siècles. En terme sacré, parole signifie « événement », « réalité profonde ». Cette démarche d'écoute de la parole sera donc une assimilation qui permettra la transformation du corps subtil, qui descendra dans le cœur et deviendra la sève de la vie quotidienne.

LES CONSÉQUENCES DE *DHYANA* (MÉDITATION)

Grâce au *pranayama* et à l'approche de *dharana* (concentration) et bien qu'il faille pratiquer « sans but et sans profit » (on voit là l'extraordinaire similitude avec le Zen), les conséquences de la méditation sont nombreuses :

— le retour au centre grâce à la posture immobile et aux exercices respiratoires ;

— la conscience de la verticalité de la colonne vertébrale qui favorise l'amplitude de l'espace respiratoire, induit une attitude psychologique positive et permet une meilleure circulation de l'énergie ;

— l'acquisition d'un mode de vie satvique, équilibré, savoureux, joyeux ;

— la découverte du bien-être dans un corps plus habité, plus conscient, moins tendu.

Par la pratique de la méditation, nous dit Patanjali, nous pouvons abandonner les *klesha*, c'est-à-dire les obstacles à notre réalisation, ce qui cause notre peine, notre affliction. C'est la pratique de la méditation également qui supprime l'état d'aveuglement (*avidya*), d'ignorance, dans lequel nous font vivre notre épaisseur d'inhibition, d'incohérence, notre cuirasse caractérielle, qui nous emprisonnent et nous enchaînent.

Par la méditation nous pouvons ralentir les tourbillons du mental (*vritti*) puis contrôler ce mental afin de rendre notre esprit plus clair, notre vision plus juste, en devenant le spectateur conscient de ses actes.

La méditation permet l'intégration verticale : le mental individuel se situe entre le mental cosmique et le mental atomique dont nous sommes un aboutissement, et l'intégration horizontale : il n'y a pas d'interruption dans la grande chaîne de la vie qui s'est manifestée sur une ligne horizontale qui nous relie.

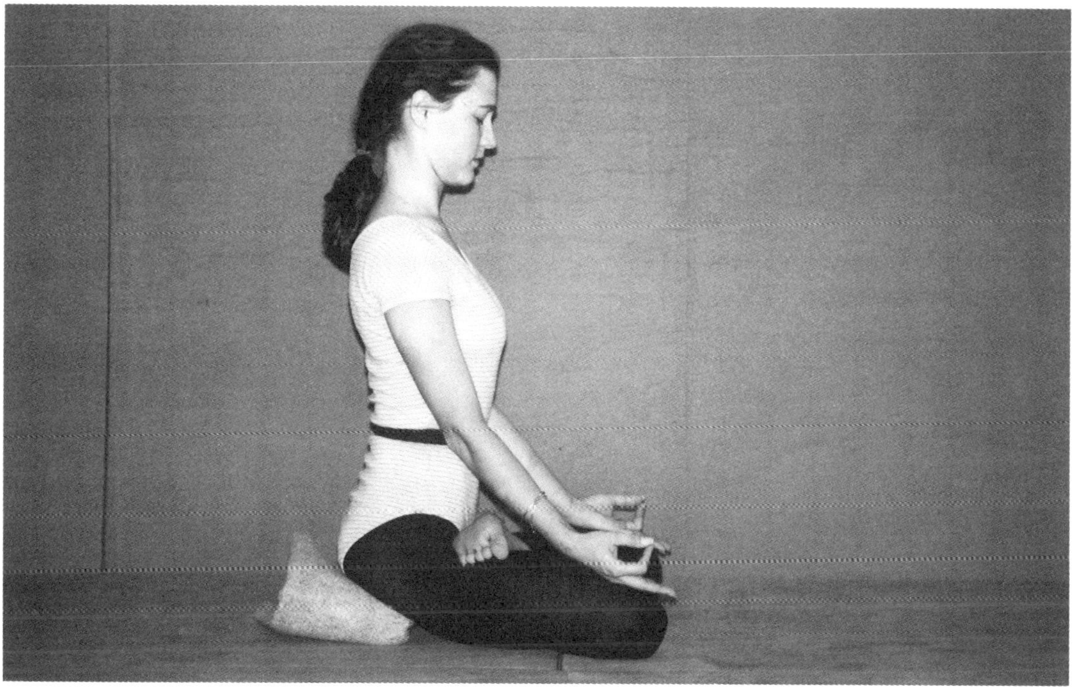

La méditation : un état d'être, une attitude.

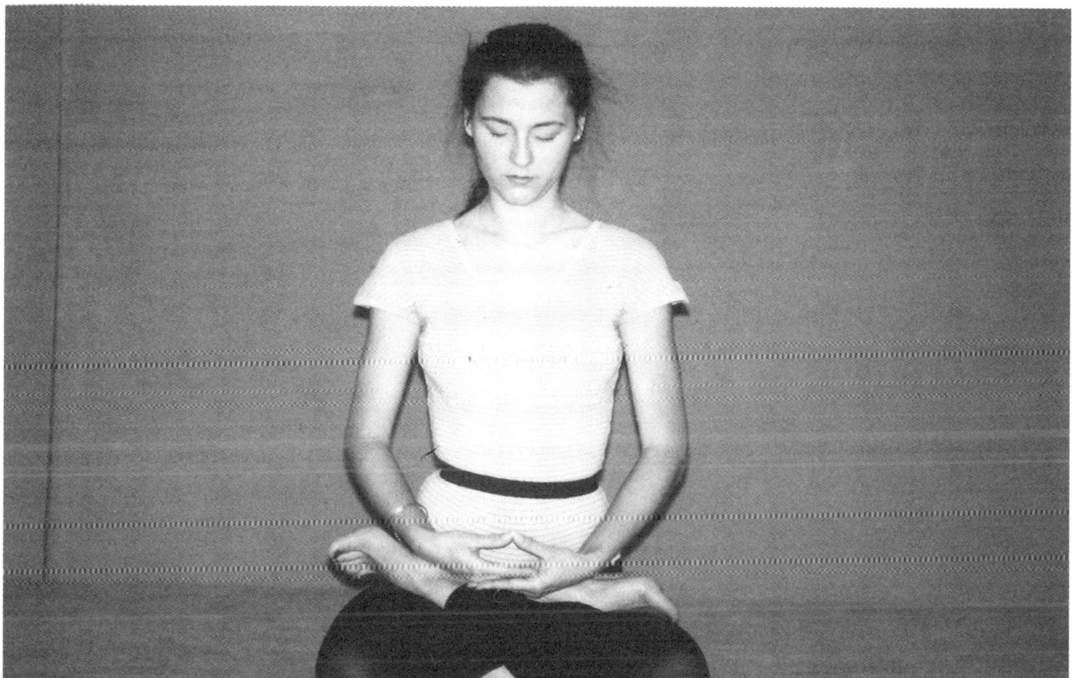

Enfin, la méditation permet de vivre *ici et maintenant*. C'est chaque jour que l'être humain a à naître, et au cœur même de l'ascèse, il doit conserver la spontanéité de la fête, éclairée par sa lumière intérieure à la fois amour et feu.

Nous n'avons parlé jusqu'ici que de la mère et de l'enfant. La pratique de la méditation pourra être l'occasion, pour le couple, de vivre une expérience unique d'harmonisation des énergies ; par-delà la complicité dans la vie quotidienne, les relations amoureuses, les projets communs, la méditation pourra faire sentir une dimension « autre » de la vie : l'homme, la femme et l'enfant sont à la fois centre, dimension cosmique infinie et nature divine.

APRÈS L'ACCOUCHEMENT

LE YOGA : UN ART DE VIVRE POUR L'ENFANT ET LES PARENTS

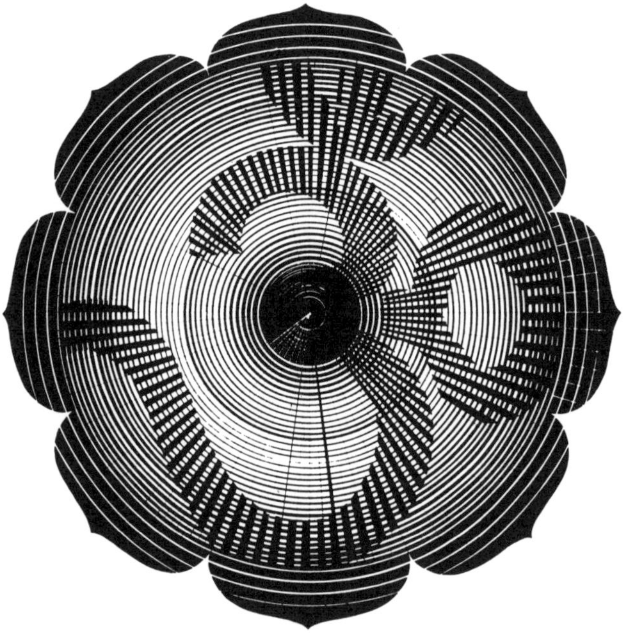

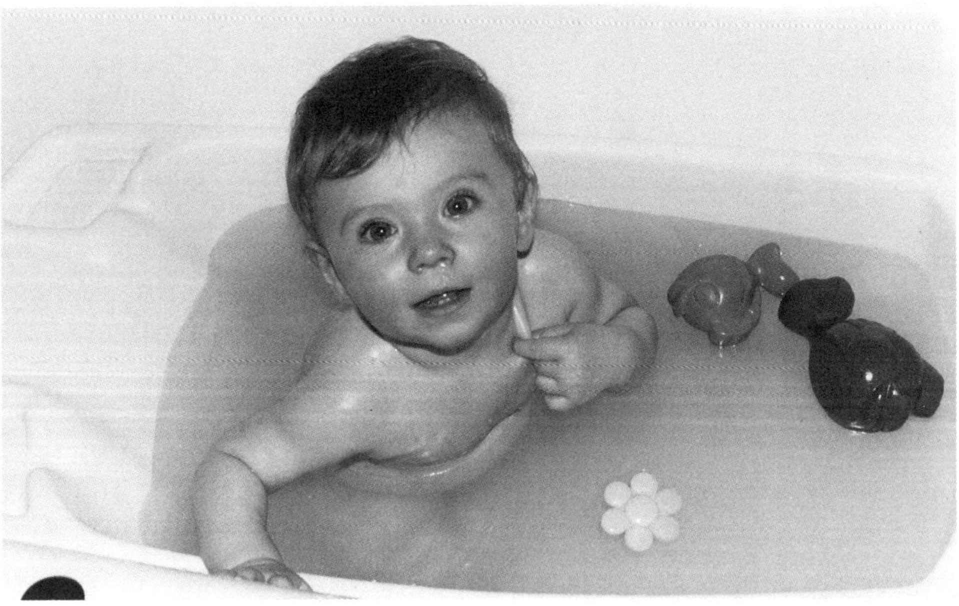

REPRISE DE L'ACTIVITÉ

Afin de ne prendre aucun risque, il est conseillé de ne pas reprendre le travail de posture avant un mois puis de repratiquer peu à peu avec modération (conseils généraux qui peuvent être modelés selon chaque femme : par rapport à sa condition physique, son entraînement habituel, sa pratique du Yoga...). Par contre, elle pourra reprendre sans aucun danger, bien au contraire, les séances de relaxation et de respiration qui la calmeront et créeront aussi un climat de sérénité, de tranquillité entre elle et l'enfant, ainsi qu'une plus grande faculté d'écoute et de disponibilité.

Après cette période, les postures seront les mêmes que celles indiquées entre 0 et 3 mois plus un travail spécifique pour tonifier la sangle abdominale.

L'ENFANT, MIROIR DES PARENTS

Les vibrations créées par les parents se répercutent d'une façon très aiguë sur le bébé qui sentira dans son corps le climat familial. Par le Yoga, il est possible de ne pas se laisser emporter par les « tourbillons » du mental et de pouvoir choisir entre un visage triste, morose, et un visage souriant, bienveillant ; de se dire « stop », j'arrête tout, je ne me laisse pas déborder et je m'occupe de mon bébé ; de profiter du temps libre (dès que l'enfant dort, par exemple) pour se donner les moyens de se relaxer, de méditer ou d'effectuer des respirations complètes.

Par le Yoga, d'autres qualités personnelles peuvent se développer, indispensables à l'éducation de l'enfant qui commence dès la naissance (et même avant) : la patience, la souplesse de caractère, le « savoir non-faire », ce qui ne veut absolument pas dire le « laisser faire ». Il faut apprendre à l'enfant à agir seul tout en se sachant guidé et aidé en cas de besoin ; mais aussi à respecter l'espace et le temps des parents qui devront alors être fermes sur beaucoup de points. On retrouve là le principe fondamental de la pratique du Yoga : *sukha-sthira* : « sucre » et « sel », aisance et fermeté, c'est-à-dire le juste milieu, l'équilibre.

Les parents seuls, cependant, ne font pas toute l'éducation de leurs enfants et l'entourage, le contexte social jouent un rôle important.

L'ENTOURAGE, LA SOCIÉTÉ

Pendant la période de grossesse et après l'accouchement, tout doit être fait pour que la mère et l'enfant vivent dans le calme et la tranquillité. Les proches parents, les amis devront éviter après la naissance les trop nombreuses visites qui, bien qu'elles partent d'un sentiment généreux et amical, peuvent fatiguer la mère et énerver l'enfant. Bien que ce dernier ne doive pas vivre dans un cocon, il a son rythme que l'entourage devra respecter, en particulier pour le bruit, la lumière et « l'exposition » aux vibrations négatives : colères, angoisses, disputes. Dans la mesure de ses possibilités, la maman devra donc éviter les endroits bruyants, la foule (grands magasins, heures de pointe, musiques fortes...) pour ne pas agresser les sens du bébé. Il n'est pas question de faire une critique négative de notre société mais on peut se demander si elle offre les moyens aux enfants de développer harmonieusement toutes leurs possibilités (dont elle pourra plus tard, d'ailleurs, bénéficier des conséquences !). Quelques initiatives, çà et là, par des êtres de bonne volonté, voient le jour dans certaines villes, telles la création de crèches parentales, ou de clubs de « bébés nageurs » accessibles dès six mois. Bien d'autres structures pourraient être mises en place avec l'aide des pouvoirs publics ou d'organismes divers, toujours dans l'optique d'améliorer le bien-être des mamans et des bébés mais aussi faciliter la communication entre les êtres et une meilleure connaissance du corps : création de lieux pour les massages maman-bébé, de salles aménagées pour se détendre, avoir accès à une bibliothèque « connaissance de soi » avec possibilité de projection de diapos, de films, de vidéo-cassettes traitant de l'anatomie et de la physiologie, du processus de la sexualité, de la conception...

Chacun et chacune peut, à son niveau, œuvrer dans cette direction pour améliorer le tissu social tant sur le plan des structures que des mentalités en sachant que c'est le bien de tous qui fait le bien de chacun et inversement.

EXERCICES ET POSTURES APRÈS L'ACCOUCHEMENT

LA BARQUE (*NAVASANA*)

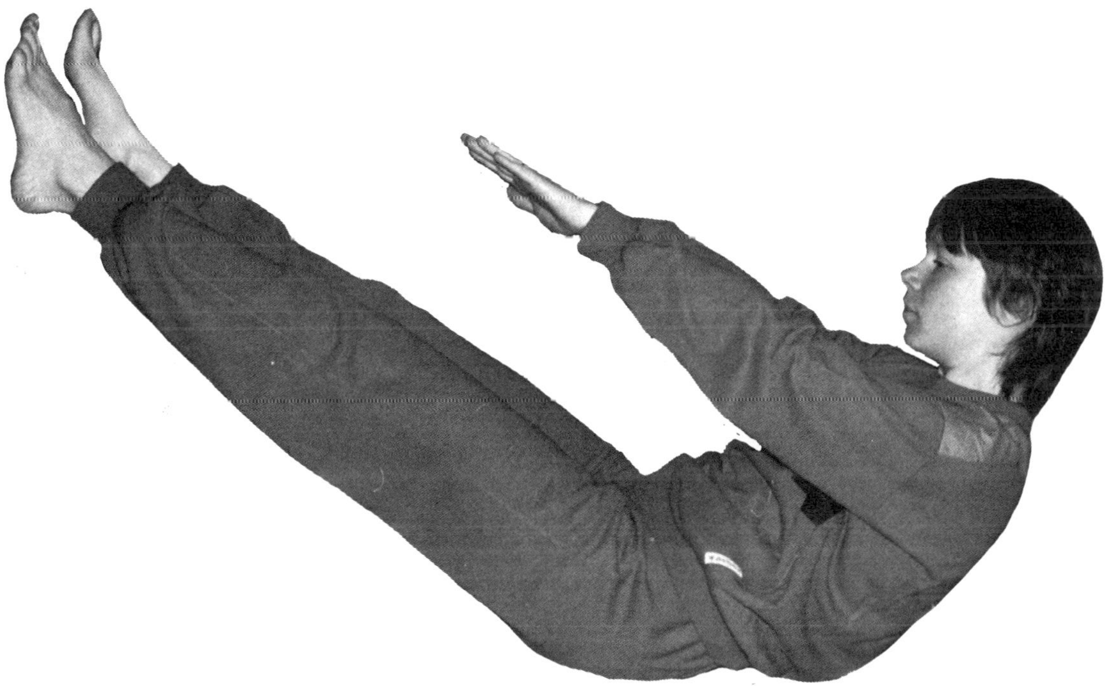

En inspirant, soulever les cuisses, tendues, puis les bras et le haut du tronc, (pieds et doigts à la même hauteur : environ 30 centimètres). Reposer doucement, en expirant, jambes et dos sur le sol.

Cette posture de la barque (à cause de la forme du corps qui en a l'apparence) peut être réalisée une dizaine de fois ; elle va tonifier la sangle abdominale et les cuisses.

POUR LA POITRINE

En position assise, le dos droit, chaque main saisit le poignet opposé. Il faut alors pousser les mains vers les coudes en tenant fermement les poignets. On sent alors le travail musculaire jusque dans la poitrine, ce qui va tonifier les pectoraux.

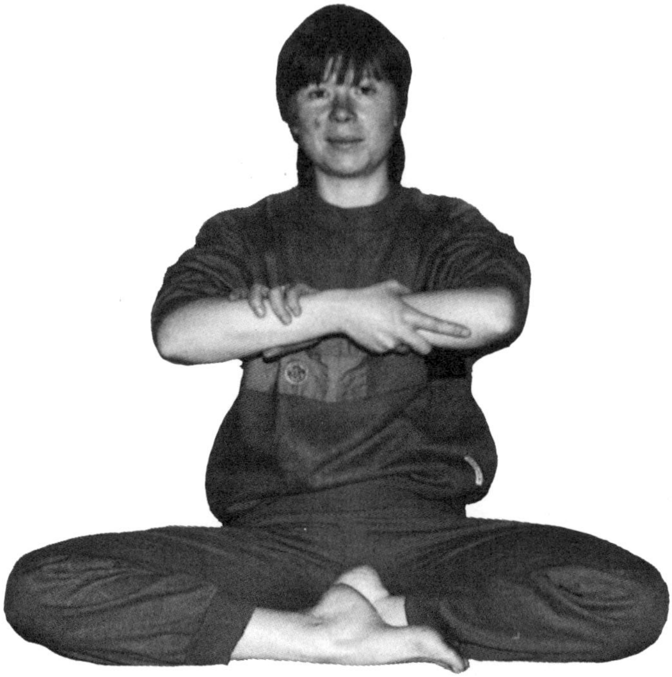

LE PÉDALAGE

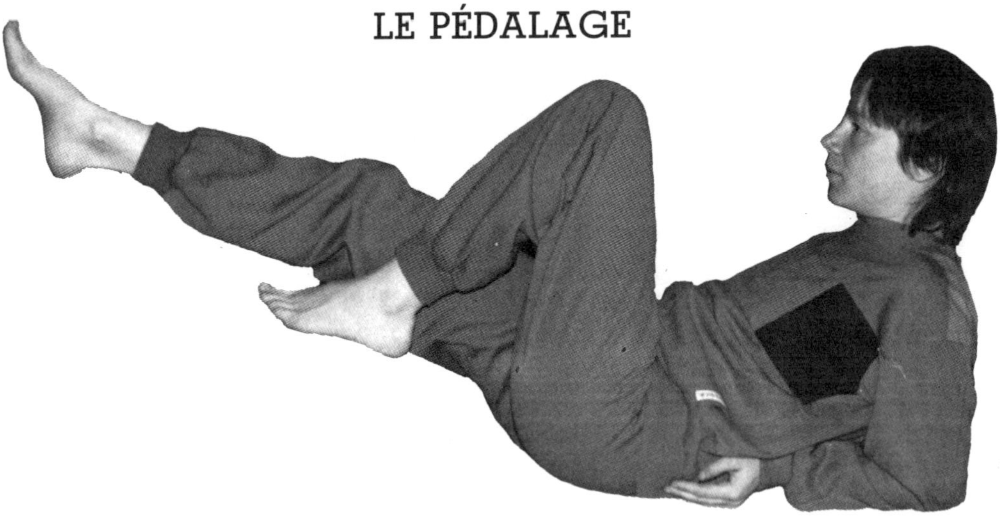

Dans la même position de départ que pour *navasana*, dessiner dans l'espace des mouvements de pédalage. Les effets sont les mêmes que pour la barque et les ciseaux ; ils permettent, en plus, de faire travailler les genoux et d'améliorer la circulation sanguine dans les jambes.

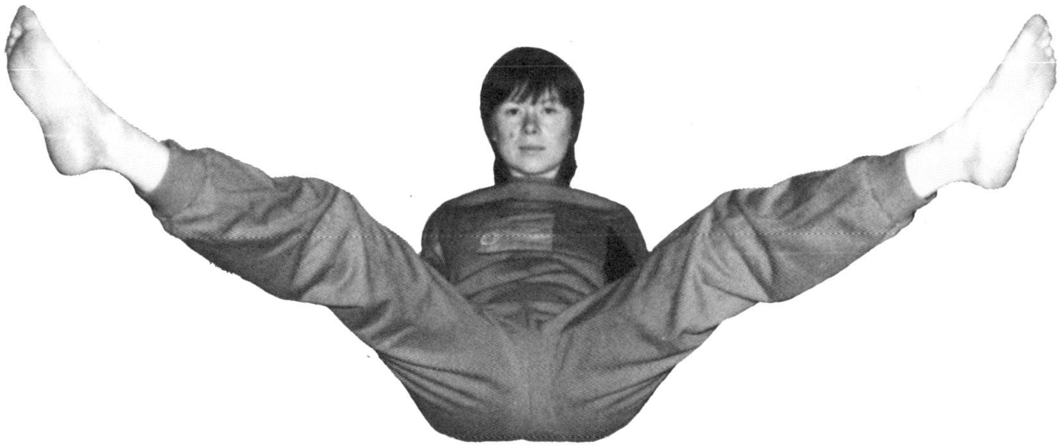

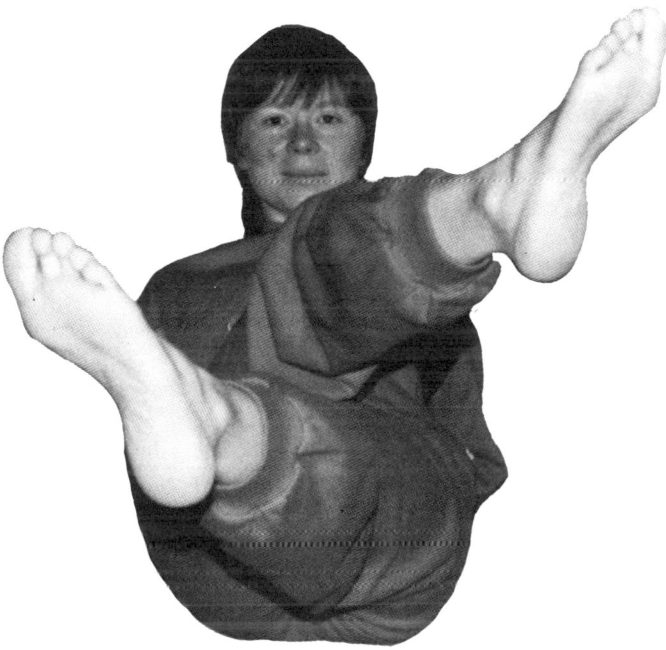

LES CISEAUX

Afin de ne pas trop cambrer les lombaires, il vaut mieux s'installer sur les avant-bras en appui sur les coudes. Les jambes étant soulevées et tendues, les écarter et les ramener en dessinant dans l'espace les mouvements des ciseaux (une dizaine de fois, sans bloquer la respiration).

ANNEXES

LE YOGA ET LES THÉORIES MODERNES

Il n'est pas question dans ce chapitre de réaliser une étude comparative poussée entre le Yoga et les théories modernes concernant la maternité, ni de vouloir démontrer que « hors le Yoga, point de salut ». Nous voulons simplement montrer que les propositions émises ces dernières années sont contenues dans la pratique du Yoga et que, pour s'en convaincre, il suffit de prendre n'importe quel manuel consacré à cette discipline. Cette remarque vaut uniquement sur un plan historique (l'accouchement sans douleur ne datant que du début du siècle alors que les techniques respiratoires du Yoga sont millénaires) car quel que soit le nom de la méthode, technique, science, art... utilisé, l'important, avant tout, doit être le bien-être de la mère. L'honnêteté intellectuelle veut que l'on dise que le Yoga est l'une des plus anciennes disciplines corporelles au monde, mais ce ne sont pas des querelles d'historiens, d'écoles (souvent stériles !) qui permettront à la future maman d'accoucher dans les meilleures conditions.

L'ACCOUCHEMENT SANS DOULEUR

C'est un ensemble de méthodes qui permettent aux femmes de se préparer à l'accouchement en favorisant l'élimination de la peur et l'acquisition d'une technique musculaire et respiratoire. Cette méthode est appelée aussi PPO : préparation psychoprophylactique obstétricale qui part du principe que c'est l'ignorance du phénomène qui est la source de l'angoisse. C'est un accoucheur soviétique, Velvoski, qui a donné le nom de PPO à cette méthode, basée sur les travaux de Pavlov et ses études sur les réflexes conditionnés (le concept « d'accouchement » créant chez la femme une foule de « liaisons » conditionnées novices).

Or, c'est exactement le chemin (la Voie du salut) que nous proposent tous les textes sacrés de l'Inde qui servent à connaître le sens de la pratique du Yoga. La *Bhagavad Gita* nous parle par exemple des chevaux sauvages, représentant quatre forces (intellect, intuition, sensibilité, sensualité) que l'on doit maîtriser pour ne pas tomber dans les quatre *klesha* : ignorance, sens de l'ego, désir, peur de la mort.

Ou bien encore nous retrouvons dans les Yoga sutra de Patanjali (IIe siècle av. J.-C.) de précieuses indications sur certaines règles de conduite qu'il est bon d'observer : *satya* ou la vérité, *ahimsa* la non-violence, *svadhyaya* l'étude de soi, pour ne citer que quelques commandements qui vont dans le sens de la démarche que devrait effectuer une future maman.

L'ACCOUCHEMENT NATUREL OU MÉTHODE DE READ

Dick Read publie ses premiers travaux en 1929, qu'il résume ainsi : « L'accouchement naturel, acte physiologique au même titre que les grandes fonctions de notre organisme, telles que digestion ou respiration, ne doit pas être douloureux. »

La préparation physique comporte des exercices respiratoires, des exercices musculaires et des prises de conscience (contraction-décontraction). Psychologiquement, c'est par de fréquentes conversations avec un des membres du corps médical que la future maman obtient plus de confiance en elle et la conviction que l'accouchement est un acte non douloureux.

L'HYPNOSE

L'hypnose, surtout utilisée en U.R.S.S. et aux Etats-Unis, est très controversée. Les avantages principaux sont la qualité de l'analgésie (perte de la sensibilité à la douleur), l'état d'euphorie, l'absence de fatigue après l'accouchement, la pleine conscience de la femme lors de la naissance de l'enfant. Les reproches principaux sont le risque d'un changement profond et durable du comportement et une certaine domination de l'hypnotiseur sur la personnalité qui peut choquer certaines femmes.

L'ACUPUNCTURE

Basée sur la conception d'une circulation d'énergie dans le corps humain à travers des méridiens et le principe fondamental du Yin et du Yang, l'acupuncture peut traiter avec beaucoup de réussite le spasme, la contracture, les douleurs ; elle peut apaiser ou revitaliser, relancer la circulation sanguine. Elle est utilisée dans certaines cliniques pendant l'accouchement.

Bien qu'il s'agisse d'un point de vue différent, d'une lecture qu'il ne faut pas confondre, nous retrouvons cette vision d'un corps d'énergie dans le Yoga : *prana* (transporteur d'énergie), *chakra* (centres d'énergie), *pranayama* (contrôle des possibilités de travail des *chakra* et de l'admission de l'énergie dans les circuits), *nadi* (conduits d'énergie) en étant les principales clés sur lesquelles l'adepte du Yoga peut jouer (techniques qui s'adressent cependant à des pratiquants extrêmement expérimentés).

LA NAISSANCE SANS VIOLENCE

1952 a été marqué par l'introduction en France de l'accouchement sans douleur. 1974 est l'année de la publication par le docteur Leboyer d'un livre intitulé *Pour une naissance sans violence*. Il ne s'agit pas à proprement parler d'une méthode (règles, exercices, obligations) mais de la création d'un climat pour accoucher humainement, naturellement, entourée de ses proches, dans le calme et la paix et faire passer au second plan (bien qu'important) l'aspect médical, technique et hygiénique devenu trop envahissant. Peu à peu cette idée à fait son chemin et de nombreuses maternités favorisent l'accueil plutôt que les soins médicaux, la douceur et la tendresse plutôt que l'action énergique et efficace (ce qui n'est nullement incompatible).

Les grandes lignes directrices du message du docteur Leboyer sont l'écoute : écoute de l'enfant, dialogue dès que la mère perçoit sa présence, importance de l'accueil du bébé lors de la naissance : silence, lumière tamisée, présence des proches, contact immédiat sur le ventre de la mère (première tétée éventuelle), caresses, massages lors du premier bain (eau tiède). Ce sont là tous les critères d'une bonne pratique de Yoga : le silence, le choix du lieu (aéré), la lumière tamisée, l'écoute de soi, le soin du corps... Indications que nous retrouvons dans un autre livre du docteur Leboyer intitulé *Shantala, un art traditionnel, le massage des enfants*.

LA SOPHROLOGIE

Méthode très récente qui plonge la personne dans une relaxation en profondeur. La femme enceinte profite de cet état pour rendre plus conscient tel ou tel phénomène consécutif à l'état de grossesse afin d'apprendre à le comprendre et à le diriger (pour les contractions par exemple). Il est à noter que le docteur Caycedo, fondateur de cette méthode, a effectué un séjour en Inde de 1965 à 1967 et que de son propre aveu « une telle expérience [vie avec des maîtres à Rishikesh] influa d'une manière considérable sur les fondements de la sophrologie médicale et sur certaines de mes méthodes ».

AUTRES TECHNIQUES

Il existe de nombreuses techniques qui permettent aux pratiquants de se détendre, de mieux respirer et d'être à l'écoute de soi : la relaxation dite de Jacobson, la méthode Coué, le training autogène, le rêve éveillé dirigé. Des caractéristiques communes montrent l'influence du Yoga (en particulier du Yoga-nidra pour ce qui concerne la relaxation) : respirations observées ou contrôlées, intensification de la conscience du corps, immobilité et silence complet, autosuggestion, production d'histoires symboliques.

Notons également l'haptonomie : contact avec le fœtus par le toucher dès le cinquième mois ainsi qu'à la naissance où les parents sont invités à prendre le bébé dans leurs mains.

Des techniques de respiration, de massages, de décontraction issues de la bioénergie sont également utilisées pour la préparation à l'accouchement. Enfin, nous parlons dans le chapitre suivant de l'accouchement en piscine.

Ces différentes théories, aux objectifs communs, montrent les progrès réalisés depuis un quart de siècle dans la conception de l'accouchement : douleurs, angoisses, catastrophes attendues, épuisement, passivité, éléments d'un certain esprit ont tendance à disparaître. En même temps se précise l'importance de l'entourage, du médecin, de la sage-femme, du lieu d'accouchement... qui ont une action sur le plan psychique et influent considérablement sur son déroulement.

Et surtout elles visent à montrer l'importance de sa propre prise en charge, de son autonomie, pour une meilleure compréhension et une maîtrise plus grande des réactions profondes de l'organisme. Connaissance de soi qui offre aux futures mamans la possibilités d'accoucher dans un état de décontraction globale et de plénitude.

LE YOGA ET LES INSTITUTIONS

Jour après jour, des cours se mettent en place dans des entreprises, des associations de loisirs ou sportives, dans certaines écoles. Ces créations sont l'œuvre d'initiatives individuelles et non d'un programme national mis en place, par exemple dans le cadre du ministère du Temps libre ou du ministère de l'Éducation nationale. (Mais est-il souhaitable de voir le Yoga entrer dans une structure?)

Le Yoga pourrait amener dans le monde hospitalier, par exemple, une habitude à la respiration, au calme mental, à l'aisance corporelle, pour les futures mamans, mais aussi pour les malades et les membres du corps hospitalier.

La difficulté est davantage d'ordre structurel qu'individuel. De bonnes volontés, des enseignants compétents ouvrent des coûrs, essaient de faire tache d'huile pour faire connaître cette discipline. Peut-être qu'une éducation corporelle menée systématiquement pourrait élever le « taux » de bien-être et permettre aux individus une meilleure prise de conscience?

En résumé le Yoga pourrait intéresser plusieurs organismes : ministère du Temps libre; ministère de l'Éducation nationale; milieu médical et paramédical; Sécurité sociale : on ne peut nier l'aspect préventif du Yoga, pourquoi ne pas envisager un accord avec cet organisme et le corps enseignant du Yoga?

Parler des institutions pour un sujet traitant du Yoga pour futures mamans est nécessaire car une femme enceinte n'est pas un individu isolé mais une personne à l'intérieur d'un tissu social; et plus ce tissu offrira des moyens de bien-être, de prévention, de connaissance de soi, de développement des capacités psychosomatiques, plus la future maman pourra mener à bien sa grossesse mais aussi bien vivre cette période pendant laquelle l'entourage (au sens large du terme) joue un rôle déterminant.

Depuis le début du siècle, de grands progrès ont été réalisés en ce qui concerne les facilités offertes à la future maman dans son travail. Toute salariée bénéficie de quatre mois d'arrêt payés. Ce n'est pas trop quand on pense à certains métiers. Et quand on songe que la femme enceinte est le futur de l'humanité, on peut s'étonner que de telles réformes ne datent que de quelques années.

Bien qu'il n'existe pas de maternité idéale, la pratique du Yoga, qui favorise l'ouverture d'esprit, peut amener la future maman à chercher un endroit où elle puisse accoucher dans les meilleures conditions psychologiques et matérielles. Face aux carences de l'hospitalisation, un courant s'est dessiné en faveur de l'accouchement à domicile qui peut cependant devenir problématique à la moindre complication. Les principaux reproches formulés contre la maternité hospitalière étant le plus souvent : le manque de chaleur humaine (qui ne s'apprend pas dans les livres et n'a rien à voir avec les diplômes !), un entourage indifférent, une organisation trop stricte, trop rigide, trop médicalisée (des horaires impératifs pour nourrir son bébé qu'on enlève à la jeune mère pour le mettre dans une nursery).

Entre ces deux extrêmes une nouvelle voie s'est dessinée qui concilie une structure hospitalière solide à un « climat » humain, chaud, sympathique, ouvert. En définitive, c'est à la future maman de chercher la maternité qui correspond le mieux à ses aspirations : réputation de l'équipe médicale, type d'accouchement (« classique », « sans violence », en piscine, en position allongée ou accroupie...), présence du père autorisée, contact avec l'enfant aussitôt après la naissance, etc.

CONCLUSION

Peut-on apporter une conclusion à une étude qui repose sur la source même de la vie ? Il faut souhaiter que les futures mamans prennent vraiment conscience de l'importance de l'accouchement pour l'avenir de l'enfant et, par voie de conséquence, du rôle capital de la préparation.

Le Yoga dont la source appartient au passé peut contribuer à favoriser les conditions du présent pour un avenir encore meilleur.

.A une époque où la technique est reine, où les problèmes de sécurité sont pratiquement inexistants, où la science progresse à pas de géant, c'est à l'état d'esprit aussi d'entrer dans une ère positive : le Yoga peut contribuer à créer les conditions d'une telle évolution des consciences. La joie, la lumière intérieure sont des réalités bien concrètes.

N'importe quelle personne peut essayer d'en faire l'expérience : elle se sentira alors complètement transformée pour son plus grand bonheur et celui de son entourage.

BIBLIOGRAPHIE

LIVRES

Denis BOYES, *Yoga de la femme enceinte* (Épi).
B.K.S. IYENGAR, *Yoga dipika* (Buchet/Chastel).
A. van LYSEBETH, *J'apprends le Yoga* (Flammarion).
A. van LYSEBETH, *Je perfectionne mon Yoga* (Flammarion).
Dr Gisèle ARMELIN, *Les médecines naturelles* (Livre de poche).
Nicole BAMBERGER, *Allaiter votre bébé* (Livre de poche).
Ma Anand GANDHA, *Yoga et Maternité* (Epi).
Guylaine GUIDEZ, *Le Guide Marabout de la maternité* (Marabout).
Thomas VERNY, *La Vie secrète de l'enfant avant la naissance* (France-Loisirs).

ARTICLES

F. Magazine, juillet-août 1981.
L'Impatient, n° 54.
Parents, juillet 1984.
Santé Magazine, septembre 1984.
Sexpol, juin 1982.

TABLE DES MATIÈRES